医药卫生管理专业导论系列教材

药事管理专业导论

（第2版）

杨 勇 主编

东南大学出版社
SOUTHEAST UNIVERSITY PRESS

图书在版编目(CIP)数据

药事管理专业导论 / 杨勇主编. — 2版. — 南京：
东南大学出版社，2021.12

（医药卫生管理专业导论系列教材）

ISBN 978 - 7 - 5641 - 9826 - 8

Ⅰ. ①药… Ⅱ. ①杨… Ⅲ. ①药政管理-高等学校-
教材 Ⅳ. ①R95

中国版本图书馆 CIP 数据核字(2021)第 246007 号

责任编辑：陈潇潇 责任校对：子雪莲 封面设计：王 玥 责任印制：周荣虎

药事管理专业导论（第 2 版）

主　　编	杨　勇
出版发行	东南大学出版社
社　　址	南京四牌楼 2 号　邮编：210096　电话：025 - 83793330
网　　址	http://www.seupress.com
电子邮件	press@seupress.com
经　　销	全国各地新华书店
印　　刷	兴化印刷有限责任公司
开　　本	700 mm×1000 mm　1/16
印　　张	7.75
字　　数	130 千字
版　　次	2014 年 11 月第 1 版　2021 年 12 月第 1 版
印　　次	2021 年 12 月第 1 次印刷
书　　号	ISBN 978 - 7 - 5641 - 9826 - 8
定　　价	28.00 元

＊ 本社图书若有印装质量问题，请直接与营销部调换。电话(传真)：025 - 83791830。

医药卫生管理专业导论系列教材
编写指导委员会

《药事管理专业导论》
（第 2 版）
编写委员会

主　　编　杨　勇

副 主 编　华　东

编　　委　（以下按姓氏笔画排序）
　　　　　白庚亮　吴颖雄　姚雪芳
　　　　　秦　晴　喻小勇　程　远

主　　审　田　侃

序

我国的高等学校分为研究型大学、教学型大学和应用型大学。目前,综合性的院校立足于建设研究型大学,普通高等院校偏向于建设教学型大学,职业技术高校的侧重点在建设应用型大学。传统的本科教育一直注重理论教学,这种教育模式使得学生缺乏实践能力。中医药教育同时兼备了研究、教学与应用的功能,南京中医药大学为了建设一流的中医药大学,将理论性和实践性结合,推出了专业导论系列教材。

本套医药卫生管理专业导论系列教材是我校卫生经济管理学院组织教学科研一线教师精心编写的本科专业课程指导教材。本套教材首次作为各个专业的指导教材,凝结了教师多年的教学经验,从专业角度出发对课程进行全面而系统的概括。

教材着眼于新生专业课程的入门教育,希望专业导论的开展能够使学生对专业学习有一个宏观的把握,更好地了解专业课程设置的背景和目的,了解本专业中的教学要求以及存在的问题,树立正确的专业认知。教材同时对学科的发展脉络进行了梳理,能够对学生今后的学习和就业提供一定的指导和借鉴。

本套教材有如下基本特点:

1. 专业区分明确。本系列教材主要包括公共事业管理专业导论、药事管理专业导论、国际经济与贸易专业导论、大数据管理与应用导论、信息管理与信息系统专业导论、市场营销专业导论、健康服务与管理专业导论等。每本教材严格按照国家教育部专业目录基本要求和学校的专业培养目标编写,更加突出培养人才的专业性趋势,使学生更加具有社会竞争的优势。

2. 注重基础把握。在高等中医药院校中,医学卫生管理类专业属于交叉学科,也属于边缘学科,以往的教材侧重于对专业整体导向的把握,对中医药却少有涉及。本套系列教材结合中医药特色,充分研究论证专业人才的素质要求、学科体系构成,旨在培养适应社会主义新时代和中医药发展需要,同时具备中医药基本理论、基本知识、基本技能的专业人才。

3. 重视能力培养。本系列教材是为了提高学生专业能力而设置的专业导论,在课堂讲授的同时,也设置一定量的练习题,使学生能够更好地挖掘学习资源,提高学生自主学习和探索的能力。同时在一些课程中增加了实际案例,使之更具有趣味性和实用性,以进一步培养学生的专业素养。

4. 适用教学改革。按照高等学校教学改革的要求,专业导论本着精编的原则,切实减轻学生负担。全套教材在精炼文字的同时,更加注重提高内容质量,根据学科特点编写,更加切合学生学习的需要。

当前国内尚未出版针对专业教学的指导教材用书,本套系列教材也算是摸着石头过河的探索,我赞赏我校卫生经济管理学院老师认真负责的态度和锐意创新的精神,欣然应允为本套创新教材作序。

黄桂成

2014 年 9 月(初稿)

2021 年 6 月(二稿)

再版前言

进入本科高等教育阶段的同学们,都需要围绕相对应的专业或专业类展开学习。在每一门具体的基础课程、专业课程开启之初,对本专业整体状况的初步认知是非常重要的。一般而言,专业认知即大学生对所学专业的认识和理解,是有效开展专业课程学习的前提和基础,专业认知水平影响着学生整个大学学习生涯。专业认知教育作为大学教育开始的第一步,在人才培养中发挥着不可替代的作用。通过专业认知教育能够帮助学生树立较为牢固的专业思想,有效地规划大学学习的阶段性目标,同时有针对性地选择与自己发展目标相匹配的各类课程,最终更加有效的获取知识与技能,实现个人发展目标。

药事管理从 20 世纪 80 年代作为课程引入我国,发展到目前已有 10 余所专业院校开设药事管理专业,在医药领域已经培养了相当数量的优秀专业人才。南京中医药大学自 2002 年起招收卫生事业管理专业(药事管理方向)本科学生开始,到 2011 年获教育部批准后于 2012 年开始药事管理专业招生,已经有超过 1 000 位毕业生走上工作岗位寻求发展。学校一直致力于专业课程设置的不断优化,也强调专业设置的理论性和实践性紧密结合,既要求学生夯实药学、法学、管理学课程基础,也辅助体现中医药背景特色。在多年的培养中,大家逐步认识到专业认知教育的薄弱在一定程度上影响了学生在专业学习态度和课程选择针对性。因此,出于专业培养优化的需求,加强专业认知教育已不可或缺。

本书汇集了参编教师多年的教学经验,详细总结概括了药事管理专业的发展历程,综合展现出目前药事管理专业发展的趋势和前景,系统介绍了药事管理专业的学习要求、专业知识构成、培养模式、能力要求、专业深造以及就业方向。

为加强学生对专业的认知,结合近几年人才培养方案的优化与专业发展的新形势,我们推动了第二版的药事管理专业导论编写工作,希望本书能够成为对树立正确的专业态度提供参考价值和导向作用的教材。除此以外,本教材在精炼文字的同时,更加注重确保内容质量,根据学科特点编写,对学科的发展脉络进行了梳理,更加切合学生学习的需要,期待18学时左右的课程能够引导学生的专业兴趣度、强化学生的专业投入度。

药事管理专业在我国设立的时间并不长,专业导论作为教材在高等医药院校教育经历中也属首次,编写或举例中难免有所疏漏。敬请广大师生在教与学当中积极发现问题,以便本书后续的完善和提高。

编者
2021 年 8 月

目 录

第二章 药事管理专业培养目标及人才素质要求

第三章　药事管理专业的学科基础

第四章　药事管理专业课程体系设置

第五章　药事管理专业的教学安排与学习方法

第六章　药事管理专业毕业、就业及继续教育

第七章　药事管理专业学习辅导

附录：本专业部分关键词举例

>>>>>> 第一章
药事管理专业的沿革与发展

　　传统药学研究领域主要目标在于研究开发出安全、有效、质量可控的药物,保证生产出符合质量标准和预定用途的药品以及合理使用药品等。随着社会的不断发展,如何科学、合理、有效地应用和管理各类药学相关资源,更好地保证药品安全、有效和可及对国家、单位和个人都越来越重要,而传统的药学领域并不专门涉及这些跨学科领域交叉方向。随着人们对健康的要求不断提高,人类对药物的依赖性也越来越强,药品的全球市场规模持续增长,与药品有关的社会问题和风险因素更加多元,诸如药品研发与注册审评的规范,药品生产和上市的国际认可,药物警戒与药源性疾病,药品的采购、使用和评价,医药卫生资源的不合理利用,虚假药品广告泛滥,药品购销中的不正当竞争,药品知识产权保护等,这些问题给社会发展和健康保障带来了大量传统药学领域以外的问题,也在一定程度上制约了整个医药产业的快速发展。

　　在这样的社会背景下,药事管理专业应运而生并逐步成为目前大药学范畴中一个具有交叉属性的细分领域。以药学为基础,运用管理学、法学、经济学等学科的相关理论与方法开展研究,为各级各类宏观和微观主体管理和干预医药社会问题提供理论依据和科学方法,进而为人们所使用药物的安全、有效、可及提供良好保障。

第一节　药事管理及其相关专业

药事管理专业是我国 2004 年教育部本科专业设置调整后增设的一个药学类新专业,教育部 2012 年 9 月发布的普通高等学校本科专业目录中明确了以下与药有关的专业划分,见表 1-1。

表 1-1　药事管理及相近专业目录分布表

学科门类	专业类别及专业代码
化工制药类(0813)	制药工程(081302)
药学(1007)	药学(100701)、药物制剂(100702)
药学类特设专业	临床药学(100703TK)、药事管理(100704T)、药物分析(100705T)、药物化学(100706T)、海洋药学(100707T)、化妆品科学与技术(100708T)
中药学(1008)	中药学(100801)、中药资源与开发(100802)
中药学类特设专业	藏药学(100803T)、蒙药学(100804T)、中药制药(100805T)、中草药栽培与鉴定(100806T)

注:T 为特设专业,K 为控制专业。

一、药事管理专业

专业培养目标:培养具有药学基础知识和管理学、法学等社会科学知识与技能,掌握药品全生命周期管理各个环节的政策法规,能够运用法学、行政学、管理学理论与方法研究药品市场准入、药品质量和药品安全等医药社会问题,从事药事各环节监督和管理工作的高素质专门人才。

业务培养要求:药事管理专业学生主要学习药学、法学、管理学、经济学和基础医学等学科的基本理论和基本知识,接受药事法规、药品质量管理、药物经济学、药房管理等科目基本研究和分析方法训练,具备药品生命周期中市场准入、安全监管、质量管理、经济学评价等方面的基本能力。

1．知识结构要求

（1）药学专业基础知识：具有较为宽厚的药学基础理论、基本知识和基本技能；拥有药理学、药剂学、药物分析学、药物化学等药学专业技能。掌握国际国内药事法规、药品质量管理、药物经济与统计方法和技能。从而实现药品从研制到上市后全过程的质量监控和过程管理；能够针对医药行业违规违法行为做出有效判断并且应用相关知识寻求解决措施。

（2）管理相关社会科学知识：掌握管理学、法学、经济学等方面的基本理论和基本知识；具有一定的文学、艺术、哲学、思想道德、社会学、心理学等方面的知识。

（3）具备基本的数学、物理、化学、医学等基础自然科学知识。

（4）工具性知识：掌握一门外国语，能阅读外文专业文献；掌握计算机应用基础知识、资料查询、文献检索的基本方法，具有运用现代信息技术获取相关信息的能力。

2．能力结构要求

（1）获取知识的能力：具有较好的英语语言运用能力和借助工具书阅读专业英语书刊的能力；具有自主学习和终身学习的能力，能够在相关领域进一步学习深造。掌握信息检索与利用、资料查询的基本方法，具有初步的科学研究和适应实际工作的基本技能。

（2）应用知识能力：能够综合运用所掌握的理论知识和技能，具有药品质量与安全性监测、评价、风险预防和控制、合规管理及药品质量安全的认识、分析、管理能力。了解国内外药品质量及安全领域的发展动态；熟悉国际药事管理基本法规，具有建立和破解技术壁垒的能力；具备全方位认识药品行业发展现状，分析问题、提出决策建议、有效实施有关决策的能力。

（3）创新能力：具有较强的创造性思维能力，具有开展有关药品研制、生产、经营、使用等各环节的创新监管、创新实践的能力，能够参与质量管理与安全创新方案设计并具备药事法规深层次运用和完善的相关能力。

二、制药工程专业

专业培养目标：培养具有制药工程方面的知识，能在医药、农药、精细化工和生物化工等部门从事医药产品的合成与工艺研究、医药产品开发、应用研究和经营管理等方面工作的高素质研究应用型专门人才。

业务培养要求：本专业学生主要学习有机化学、物理化学、化工原理、药物合成化学、制药工艺学、药物化学、药理学、药剂学、生物化学等方面的基本知识和基本理论，受到化学与化工实验技能、工程实践、计算机应用、科学研究与工程设计方法的基本训练，具有从事医药产品的开发与生产的基本能力。

三、药学专业

专业培养目标：培养具备药学学科基本理论、基本知识和一定的实验技能，具备与药学领域相关的实践技能和实际应用能力，能够在药学领域从事药物研究与开发、药物生产、药品质量控制、药物临床应用和监督管理等方面工作的药学专门人才。

业务培养要求：学生主要学习药学、化学、生物学和基础医学等方面的基本理论和基本知识，接受药物化学、药物分析、药理学、药剂学等相关学科基本实验技能的训练，具备药物研究与开发、药物生产、药物质量控制和药物临床应用等方面的基本能力。

四、药物制剂专业

专业培养目标：培养具备药物制剂和药物制剂工程等方面的基本理论、基本知识和基本实验技能，能够在药学领域从事药物剂型与制剂的研究开发，药物制剂的生产、制备、质量控制和管理等方面工作的药学专门人才。

业务培养要求：学生主要学习药学、化学、生物学、基础医学等学科的基本理论和基本知识，接受工业药剂学、制剂工程学、化工原理等方面的基本实验技能训练，具备药物剂型和制剂的设计、制备、质量控制及评价的基本理论知识，具备药物制剂研究、开发、生产等方面的基本能力。

五、中药学专业

专业培养目标：培养具有中药学与中医学基础知识背景，具备良好人文和自然科学素养,系统掌握中医药学的基本理论,掌握中药研制的基本技能及现代医药学的相关知识,具有一定的中药生产、管理、销售和研究开发能力的中药学专门人才。

业务培养要求:学生主要学习中医药的基本理论和基本知识,受到系统的中药学专业的基本训练,具有中药鉴定、中药炮制、中药制备、中药质量控制评价的基本能力。

六、中药资源与开发专业

专业培养目标:培养掌握中药学与中药资源学的基本理论、基本知识和基本技能,能够在各类中药和中药资源研究开发机构、高等院校、制药企业、流通领域及行政管理部门等单位从事中药资源调查、开发、科学研究、综合利用、生产加工、质量监控、营销与管理工作的高级中药资源学专门人才。

业务培养要求:学生主要学习中药的基本理论和基本知识,获得调查分析中药资源和中药材培养生产、中药资源的综合开发和利用以及保护更新方面的知识和技能。学生将受到系统的中药资源与开发的专业基本训练,具有中药资源调查,中药原料的生产、加工,中药新药开发和中药资源综合开发的基本能力。

七、临床药学专业

专业培养目标:培养从事临床药学教育、临床药学研究以及药物开发工作的高级科学技术人才。

业务培养要求:学生主要学习药学及临床医学的基础知识及实践技能,接受临床药学实践、临床药学研究方法和技能的基本培训,掌握承担临床药学技术工作、药物评价(新药评价及药品再评价)、药学信息与咨询服务,参与临床药物治疗方案的设计与实践,实施合理用药所需的基础知识及技能。

八、药物化学专业

业务培养目标:本专业培养系统掌握药物化学的基础理论、基本知识和基本技能,熟悉和了解本学科国内外研究前沿及其发展方向;掌握新药设计和合成路线设计的基本理论和技术,药物生产工艺研究的基本技能和方法;熟悉药品生产质量管理规范,具有良好的科学素养,具备自主获取知识和应用知识的能力,能够在化学药品研究、生产和流通领域从事化学药物的设计、研究、开发、生产、工艺改进、质量控制和经营管理等方面工作的药物化学专门人才。

业务培养要求:掌握化学、生命科学、药学等药物化学专业必备的相关基础学科基本知识和实验技能;掌握药物化学、药物设计学、化学制药工艺学、药物合成反应、药理学和化学信息学等基本理论、基本知识和基本技能;受到科学研究方法的初步训练,具有化学合成新药分子设计、先导化合物发现与结构修饰、新药研发,化学药物生产工艺研究、生产过程及质量控制的初步能力;具有运用信息技术、文献检索方法和相关数理基础知识与技能分析处理本专业有关问题的能力;能够比较熟练地阅读和翻译本专业英文文献和有关资料;了解药事管理的法规与政策,初步具有经济、管理和其他社会科学知识;具有较强的自学能力并为接受专业继续教育奠定必要的专业基础。

九、药物分析专业

专业培养目标:培养掌握药物分析与检验专业的基础理论知识和基本实验技能,能在药品生产、检验、流通、使用和研究及开发领域从事鉴定、药物分析、仪器分析、药品质量检验工作的高级技能型和技术应用型人才。

业务培养目标:通过本专业的学习,了解和掌握各有关分析方法的基本理论知识和基本操作技术,掌握常用仪器分析方法的基本原理,仪器的主要结构与性能,定性、定量分析方法。

十、海洋药学专业

专业培养目标:培养德、智、体全面发展的从事海洋药物的研究和生产等工作的高级科学技术人才。

业务培养要求:系统掌握药学基本理论和专业技能以及现代生物技术原理和生物技术药物研制基本专业技能。毕业后能从事海洋药物研制、生产、质量控制和工艺设计以及生物工程的研究,同时还可以从事海洋药物学专业及相关专业的教学工作。

十一、化妆品科学与技术专业

专业培养目标:面向化妆品行业,培养具备皮肤基础医学、基础化学、生物药学基本理论、基本知识和基本技能,掌握化妆品作用机理、原料特性、配方设计、安全生产、分析检测、功效评价、安全评价、化妆品法规和商品营销等专业知识,具有科学思维方法、创新意识、创新能力和实践能力,毕业后能在化妆品行业从事化妆品配方设计、工业生产、性能评价、安全使用、品质管理及市场营销等方面工作的应用型高级专门人才。

十二、藏药学

专业培养目标:培养具有创新精神和实践能力,熟练掌握藏医基础理论和藏药基础理论知识,基本掌握现代药学基础知识,全面系统地掌握藏药材辨认、配制、药理分析和研究技能的高素质藏医专业人才。

业务培养要求:本专业学生主要学习藏医基础医学和藏药学基本理论、基本知识和基本技能,并能掌握一定的现代药学基础知识,全面系统地掌握藏药材辨认、配制、药理分析的基本技能。

十三、蒙药学

专业培养目标:培养具备蒙药学基础理论、基本知识、基本技能以及与其相关的蒙医学、药学等方面的知识和能力及人文知识,能在蒙药生产、检验、流通、使用和研究与开发领域从事蒙药鉴定、设计、制剂、栽培及临床合理用药等方面工作的科学专门人才。

业务培养要求:本专业学生主要学习蒙医药学基本理论、基本知识和蒙药生产、检测技能,掌握一定的现代自然科学和蒙药销售推广等方面的知识,接受蒙药炮制、制剂鉴定和现代药检技能的基本训练,掌握正确制剂、正确认用蒙药的基本能力。

十四、中药制药专业

专业培养目标:培养掌握中药学基本理论知识、中药炮制加工和中药制药设备的基本原理、生产工艺及基本知识,具有中药新制剂、新工艺、新辅料开发研究的初步能力的从事中药成药研制、生产和工艺设计的高级工程技术人才。

业务培养要求:本专业培养学生掌握药理学、药剂学、中药分析和制药工程等中药新药研发相关学科的基本理论、基本知识和基本操作技能,具备中药药物制备、药品质量评价、药物有效性与安全性评价的能力,掌握现代中药新药研究与开发的基本思路、方法和实验技能,具备中药新药研究与开发、药品质量研究、新药药理作用评价的能力,使学生能胜任现代中药创制和生产等方面工作。

十五、中草药栽培与鉴定专业

专业培养目标:培养具备中草药基础理论、基本知识、基本技能及其相关知识和能力,能在中药现代化进程中,在相关领域从事中药材栽培、中药制药、检验、经营管理、教学科研、资源开发和利用等工作的高级技术人才与生产管理人才。

第二节 药事管理专业的产生与国内外发展

早在 19 世纪,美国的药事管理学学科就已经开始形成,至 20 世纪初,药事管理学被美国列为药学教育的基本课程,并于 20 世纪 30 年代传入我国,但发展一度比较缓慢。新中国成立后,药事管理学学科的发展也日渐蓬勃。尤其是在 1985 年《药品管理法》正式颁布实施后,药事管理学学科得到了快速地发展,无论是在课程建设、人才培养、师资队伍建设方面,还是在学术交流与科研方面,都得到了长足进步。

一、美国药事管理学学科发展历程

美国药事管理学学科的发展过程大致可分为商业药学、药事管理学、社会与管理药学三个阶段。

1. 商业药学（commercial pharmacy）阶段

1910 年美国药学院系大会［1925 年更名为美国药学院协会（American Association of Colleges of Pharmacy，AACP）］颁布的药学教育大纲基本课程设置中，规定有 65 学时"商业及法律药学"课程。1916 年美国药学院系大会划分了 6 个分部，分别为物理与化学、药剂学与配制、植物学与生药学、生理学与药理学、微生物与免疫学、商业与法律药学，首次确立了商业与法律药学的正式地位。1928 年 8 月 21 日，在美国药学教员协会分部年会上，商业与法律药学分部正式更名为药学经济学分部，该名称的更改标志着药事管理学学科的开端。在这一阶段，由于美国医药企业迅猛发展，该学科的大学教育课程主要以商业为主。到 1945 年，美国药学教育协会共发布了 5 版教学大纲，其中第 5 版大纲已有药事法学、经济学、会计学、药品营销、零售药店管理等课程内容。从其中的课程可以看出，本学科的教学内容已经开始偏向于管理。

2. 药事管理学（pharmacy administration）阶段

20 世纪 30 年代，由于药品生产流通领域混乱，很多从事商业药学教育的学者开始认识到，过分强调药学经济方面的因素对于药学的发展是有负面作用的。1938 年《联邦食品、药品和化妆品法案》（Food，Drug and Cosmetic Act，FFDCA）的颁布使药事法规的教育变得越来越重要。1948 年"药事管理"一词在美国药学院协会年会上被首次提出。1950 年，经美国药学院协会同意，药学经济学分部更名为药事管理学分部。该阶段药事管理学学科研究的内容侧重于药物政策学和市场学，协助政府制定相关政策。此时药事管理学的课程有药品市场、药房管理、药事法学等。

3. 社会与管理药学（social and administrative pharmacy）阶段

20 世纪 60 年代，由于临床药学兴起，药师职责由面向药品转向面向患者。药学实践环境与药物治疗合理性之间关系的研究越来越受到重视。美国各药学院校兴起了一股社会学课程热潮，开设了社会和管理科学、卫生保健管理、药学实践中的社会经济等课程。

1984 年，美国教授曼纳斯和鲁克对药事管理学做出了明确的定义，为其后来的学科发展奠定了基础。

20 世纪 90 年代,社会学、心理学、市场学和管理学共同构成了药事管理学的基础。1993 年,美国药学院协会药事管理学分会正式更名为"社会和管理药学"分会。据美国药学院协会统计,美国药学院校开设的课程中有 35％与社会和管理药学有关,药事管理学的院系名称有药事管理学(pharmacy administration)、行为药学(behavioral pharmacy)、社会行为药学(social and behavioral pharmacy)、社会药学(social pharmacy)以及社会和管理药学(social and administrative pharmacy),开设课程的类别有交流沟通、社会和行为学、经济和市场学、管理学、法学和伦理学 5 类。美国药学领域药事管理课程内容包括药学交流沟通、药事管理、社会与管理药学原理、药品营销与管理、药物经济学、药房管理等。

二、我国药事管理学学科发展历程

随着药学教育的发展,我国药事管理学学科的发展大致经历了三个阶段,即管理学早期阶段、药事组织学发展阶段和药事管理学发展阶段。从目前我国医药行业发展现状以及我国药事管理学学科研究的侧重点来看,我国药事管理学学科现在所处的发展阶段相当于美国的 20 世纪 30—50 年代,即药事管理学阶段。因此,如何促进以法管药,加快药品的规范化、科学化、法治化、国际化管理,保障公众用药安全、有效、经济、合理仍是现阶段我国药事管理学学科研究的重点。

1. 药事管理学早期阶段(1949 年以前)

在 1911—1949 年间,我国先后创办的高等药学学校(系)共有二十余所。其中办学时间较长,规模、影响较大的有:1913 年成立的浙江公立医药专门学校药科;1929 年成立的齐鲁大学理学院药学专修科(于 1941 年改为药学系);1929 年成立的私立中法大学药学专修科;1936 年成立的私立华西协和大学理学药学专修科;1943 年成立的北京大学医学药学系。1945 年,原陆军医学堂药科更名为国防医学院药科。此外,在一些大城市还曾创办过一些中等药学职业学校,培养药剂师。

这一阶段开设的与现阶段药事管理学相类似的相关课程有"药物管理法及药学伦理""药房管理"等,这些都是药事管理课程的早期形式。

2. 药事组织学发展阶段(1949—1985 年)

新中国成立后,我国政府接管了全部医药教育机构,并对其进行了改造。1952 年进行院系调整;1955 年全国高等药学院系包括南京药学院、沈阳药学院和北京医学院、上海第一医学院、四川医学院的 3 个药学系,以及华东化工学院的化学制药专业、抗菌素专业、第二军医大学药学系;中等药科学校包括重庆药剂士学校、江西南昌药剂士学校、南京药剂士学校、上海制药工业学校等。

在这一阶段,由于受到当时国家政策的影响,课程设置曾一度以学习苏联模式为主,即以围绕"药事组织"学习、研究为主。1954 年,原高教部颁布的药学教学计划中,明确将"药事组织"列为必修课程和生产实习内容。1956 年,各药学院校正式成立了药事组织学教研室,开设药事组织学。在"文化大革命"期间,我国的药事管理工作同其他大部分工作一样,停滞不前。

3. 药事管理学发展阶段(1985 年至今)

(1)课程建设:1984 年《中华人民共和国药品管理法》颁布后,我国药事管理学学科建设受到了来自政府有关部门和药学界人士的广泛关注。1985 年,华西医科大学药学系开始在本科生中开设"药事管理学"必修课程,标志着我国药事管理学学科发展进入了第三个阶段。1987 年,原国家教委将"药事管理学"列入药学专业的主干课程。随后,我国各高等药学院校相继开设此课程,并不断完善标准化、规范化的药事管理学教育,从而提高药事管理学教育质量。

为了满足对药事管理学教材的需求和规范教材内容,1988 年全国高等医药院校药学专业教材评审委员会决定编写《药事管理学》规划教材。1993 年,由吴蓬教授主编的《药事管理学》出版,2004 年第三版《药事管理学》被列入普通高等教育"十五"国家级规划药材。2006 年和 2012 年,教育部确定分别由吴蓬教授和杨世民教授、孟锐教授、刘红宁教授主编的三部《药事管理学》教材列入"普通高等教育'十一五'国家级规划教材(本科)"和"十二五"普通高等教育本科国家级规划教材。

(2)师资与学生培养:关于药事管理师资队伍建设与学生人才培养的重大事件见表 1-2。药事管理专业点设置情况见表 1-3。

表1-2 药事管理师资队伍建设与学生人才培养重大事件

时 间	部 门	事 件
1985 年	华西医科大学	开设"药事管理学"必修课
1987 年	国家教育委员会	将药事管理学列为药学专业的主干课程
1990 年	华西医科大学药学院	吴蓬教授开始在药剂学专业招收药事管理方向硕士研究生
2000 年	沈阳药科大学	开始招收药事管理方向博士研究生
2002 年	国务院学位委员会和教育部	开展在博士学位授权一级学科范围内自主设置学科、专业的改革试点工作
2005 年	教育部	首届"全国医药高等院校'药事管理学'骨干教师高级研修班"在黑龙江中医药大学举办
2008 年	中国药科大学	"药事法规"课程列入教育部国家精品课程
2015 年	四川大学	"药事管理学"课程列入教育部国家精品课程
2019 年	南京中医药大学	获批江苏省一流本科专业建设点
2020 年	中国药科大学	获批国家级一流本科专业建设点

表1-3 高等药学院校(系)药事管理专业点(本科)情况

时 间	专业点数	新增专业点院校名称	专业点总数
2005 年	1	中国药科大学	1
2006 年	1	沈阳药科大学	2
2008 年	1	天津商业大学	3
2011 年	2	南京中医药大学、广东药学院(现为广东药科大学)	5
2012 年	5	长春中医药大学、贵阳医学院(现为贵州医科大学) 南京中医药大学翰林学院*、大连医科大学中山学院*、东南大学成贤学院* (带*号的为独立学院)	10
2015 年	2	辽宁中医药大学杏林学院、辽宁何氏医学院	12
2016 年	1	北京中医药大学	13

（3）学术交流与科研。1986 年 7 月,中国药学会第十七届常务理事会决定,成立我国药事管理分科学会(后改为专业委员会)。随即,各省、自治区、直辖市药学会先后成立了药事管理分会。1994 年,原医药管理局在华西医科大学召开了高等药学院校药事管理学学科研讨会,与会的 23 所药学院校的代表总体设想和规划基本达成共识,推动了我国药事管理学学科发展。

药事管理分科学会成立后,举办了多次的学术交流活动和讲座。这些学术交流活动对药事管理学学科建设与发展产生了重要的作用。中国药学会药事管理专业委员会近年来学术年会举办情况见表 1-4。

表 1-4 中国药学会药事管理专业委员会年会

时　间	主要承办单位及会议地点	会议主题
1994 年	华西医科大学,成都	药事管理学科发展研讨会
1996 年	沈阳药科大学,沈阳	学科发展研讨、师资队伍建设
1998 年	第二军医大学,上海	药事管理学科科研研讨会
2000 年	北京大学药学院、西安交通大学药学院,北京	学科发展研讨、师资队伍建设、教材建设、科研、研究生培养
2001 年	广东省药学会,深圳	学科发展研讨与研究生培养
2002 年	药事管理专业委员会,海口	GMP 认证期限
2003 年	药事管理专业委员会,无锡	药品立法与药事管理热点问题
2004 年	中国药科大学,南京	现代药事管理研究与论坛
2005 年	第二军医大学,上海	药事管理热点问题专题论坛
2006 年	河南大学药学院,开封	药事管理热点问题研讨会
2007 年	中国药科大学,泰州	"保障药品安全,和谐医药发展"主题论坛
2008 年	黑龙江中医药大学,哈尔滨	"加快推进建立国家基本药物制度"研讨会
2009 年	沈阳药科大学,本溪	"国家药物政策与药品管理法修订研究"论坛
2010 年	天津天士力药业集团,天津	医药科学发展——新医改政策与药品管理
2011 年	广东药学院,广州	"十二五药事管理学科发展与药品监管工作建设"研讨会

续表

时 间	主要承办单位及会议地点	会议主题
2012 年	《中国药事》编辑部,北京	"十二五"医药科学发展学术研讨会
2013 年	北京大学医学部,北京	药事管理学术论坛
2014 年	四川大学华西药学院,成都	药事管理学科建设与发展学术研讨会
2015 年	《中国药事》编辑部,海口	"推进法治社会建设,依法管理药品"年会
2016 年	南京中医药大学,南京	"聚焦'十三五'规划,促进药事健康发展"学术年会
2017 年	湖南中医药大学,长沙	"践行'健康中国'理念,促进药事持续发展"学术年会
2018 年	山东大学,济南	"实现药事管理理论、文化自信和药品智能制造"年会

三、其他部分国家或地区药事管理学学科发展历程

1924 年,苏联在高等药学教育中普遍开设"药事组织学"课程。

1950 年以后,欧洲、日本等国家开设"社会药学"课程。

日本现有高等药学院校 50 余所,其中私立的占 30 多所。一般本科生学制为四年,研究生院学制为五年,毕业为药学博士。为了适应社会需要,药学教育一般不分专业,讲授课程门数达 40 多门,主要培养药师。

第三节 医药院校药事管理专业建设历程与特色

一、中国药科大学

1. 中国药科大学药事管理专业设置的历史沿革

1954 年,开设"药事组织"课程,开始药事管理专业课程的教学。

1986 年,成立药事管理教研组,开设了"药事管理"课程。

1996 年,正式面向全国招收第一届药事管理专业本科生。

1998年，设立药事管理专业方向硕士点。

1999年，为全校所有专业都开设"药事法规、国际药事法规、药品质量管理规范"等药事管理方面的专业课程。

2003年，在社会与管理药学博士点中设立药事管理专业方向。

2008年，主干课程"药事法规"获得国家精品课程。

2020年11月，成立国家药品监督管理局药品监管科学研究基地。

2020年，获批国家一流本科专业建设点。

2. 中国药科大学药事管理专业的办学指导思想

切实贯彻学校"不唯药、需围药、应为药"的办学指导方针，以市场需求为导向，以学生就业为中心，以优化、提升现有师资存量为主导，以构建特色为突破口，以教学质量为根本，突出药学、法学知识及管理技能，培养思想素质与文化素质协调，具有较强创新精神和时代特征，具有扎实理论知识与较强实际管理能力的优秀药事管理人才。

3. 中国药科大学药事管理专业的特色

第一，在教学体系上，该校秉承以药学为基础，以药事法学为中心，以管理学、经济学为指导的基本思路，在充分保证法学、管理学类专业课程课时要求的前提下，经专家充分论证，教学计划设置了涵盖所有药学领域的药学课程，包括中医药学基础、药学基础化学、化学药物、分析与药分、生化药物、药剂学、生理药理学、现代简明医学、生药学等；同时开设了特色的药事法规类课程群，如民法、经济法、行政法、经济刑法以及中国药事法规、国际药事法规、药品质量管理规范等；并且为了教授学生运用管理学的原理及方法，指导药品研制、生产、销售、使用各环节的药事活动，开设了管理学原理、微观经济学、宏观经济学、财务会计、人力资源管理、医药市场营销、国际贸易、市场调查、药物经济学等课程。

第二，在培养手段上，为提高学生学习的积极性、提高教学质量，药事管理专业在多门课程上采取了模拟法庭教学，药品质量管理的现场教学，专家讲座与专题研讨，并应用现代科技的多媒体、网络教学，同时针对本专业的特点，该校在学生毕业实习阶段实行导师与学生之间的双向选择及本科生导师负责制，突出药事管理方法与医药行业实际相结合，使学生能非常直观地接受专业知识，提高学习效果。

二、沈阳药科大学

1. 沈阳药科大学药事管理专业设置的历史沿革

沈阳药科大学是教育部批准全国首先试办该专业的两所院校之一。

1994年，开始招收药事管理硕士研究生。

2000年，开始招收药事管理方向药学博士研究生，全国首位该方向博士于2004年12月答辩通过并毕业（该校杨悦教授即为2004年毕业的我国首位药事管理方向博士）。

2004年，增设药事管理硕士点，并于2005年开始招生。

2019年11月，成立药品监管科学研究院。

2. 办学指导思想及特色

与我国药学事业发展的实际相结合。中国是发展中国家，法制有待完善，药学事业发展正在逐渐规范，目前药事管理行政色彩较重，在此环境下，应与我国药学事业发展的实际相结合，与医疗体制改革大方向相符合，设置相应的药事管理专业课程，而不能完全照搬任何其他发达国家的课程模式。

与药事管理专业培养目标相结合。该校药事管理专业的培养目标是：培养掌握经济学、管理学和药事管理与卫生行政管理的基础理论、基本知识和分析方法，熟悉药学基础理论、基本知识和基本操作技能，能够在药品监督管理、卫生行政管理、药品价格管理、医疗保险、医药卫生监察、医药经济调控等部门和药品生产经营企业、医药科研院所、医疗卫生机构等单位从事卫生和药政活动的监督管理、调查研究、市场行为和特征分析、策划及经营等工作的高级药事管理专门人才。该校的课程设置尤其是专业课和选修课设置充分体现了培养目标的要求，学生通过本科四年学习，能够具备在相应岗位上工作的基本理论与技能。

药学特色与行政管理知识并重。药事管理专业区别于普通管理专业的特点就是其药学特色，药学基础和专业课程设置了一个相当高的准入门槛，如果不懂药学就不能真正掌握药事管理根本，因此该专业课程设置既包括了主要药学课程，即药剂学、药理学、药物分析学、药物化学、药学概论等课程,也包括了管理学、经济学等课程,但在学时分配上,药学课程的比例与其他药学专业相比适当减少。

基础课、核心课与学院优势特色相结合。通过基础课、专业基础课和专业主干课来构建药事管理专业课程平台。然后通过设置 3 个模块的专业选修课突出专业特点,这 3 个模块即工商管理方向模块、国际贸易方向模块、市场营销方向模块。

该校的工商管理学院师资力量在兄弟院校中处于领先地位,课程设置上强调专业基础,使学生既掌握运用管理学、法学知识的定性分析技能,又掌握运用经济学理论的定量分析技能。

与现有师资力量和教材建设相结合。除药事管理专业外,该校工商管理学院原来的三个专业师资力量也相对雄厚,基本满足了完成专业课和专业基础课课程教学任务的需要。另外,依托该校药学院、制药工程学院等学院师资力量,药学专业对于基础课和专业课教师的需求也水到渠成地得以解决。最后,选修课设置方面,在深入分析现有师资力量的基础上,力求在教师专业可以扩展的范围内设一些课程,如国际药事法规、药品政策评价等,较好地支撑起这个专业。

三、南京中医药大学

1. 南京中医药大学药事管理专业设置的历史沿革

2001 年,开始以药事管理方向招收硕士研究生。

2002 年,在卫生事业管理本科专业下设置药事管理专业方向进行招生。

2010 年,开始招收药事管理方向博士研究生(挂靠中医医史文献专业下)。

2011 年,经教育部批准设置药事管理专业,并于 2012 年 9 月招收第一批本科生,成为国内第 4 所设置药事管理本科专业的本科院校,也是国内第一所获得药事管理本科专业培养资格的中医药高等院校。

2014 年,编写出版国内第一部新生专业导论课程教材《药事管理专业导论》。

2018 年,获批并录制建设校级"药事管理学"SPOC 在线开放课程。

2019 年,获批江苏省一流本科专业建设点,同年"药事管理学"获批校级线下一流课程。

2020年,田侃教授主编,上海科学技术出版社出版的《药事管理与法规》教材继2014年获批江苏省重点建设教材项目后,再入选江苏省本科优秀培育教材。

2. 办学思想及特色

伴随着我国医药领域全方位的快速发展,在"十二五""十三五"国家药品安全规划的政策指引下,药事管理作为学科交叉性强、社会适用性广的新兴边缘学科,近年来在专业建设、课程建设获得长足发展的基础上,围绕药事管理固有领域进行有效的继承和创新是非常需要的。该专业思路主要集中在:

加强药事管理与法学的有机结合。在以往的药事管理专业培养过程中,各项教学内容的设计环节更加侧重行政管理体系下、静态法律法规状态下的管理,注重对法律规范性文件的静态认知、解析和阐述,理论性与实践性的结合效果不够。本专业的设置,客观上将药事管理从较窄范围的课程上升到了更高层面的专业体系,在夯实药学、中药学基础知识的前提下,实现对法律规范性文件的动态研究运用,例如:引出药事法拓展的中医药传统知识保护,体现药事管理与知识产权法学的动态结合;引入药事纠纷章节,提高学生在法的运用和风险规避角度实现有效药事管理的能力。

有效体现更多中药药事领域的管理。作为中医药院校,建设药事管理专业是为了既从中药的有效管理角度拓展学生的视野,也把最初药事管理概念引入时注重西药的情况加以调整和完善,围绕中药整个生命周期各环节与化学药品的不同之处,以一条隐形的线条勾勒出中药药事管理脉络的有机组成。既满足了当前中医药管理上升为国家战略的客观需求,又能够体现中医药院校的固有特色,最重要的是能够为中药管理的规范化、国际化做好理论支撑。

通过校企合作有效保证培养质量。近年来,该校成立了先声商学院、康缘中药学院、丰盛健康学院,成为行业内推崇的校企合作办学新模式,作为高等院校特色发展的一个方向,药事管理人才培养过程也必将呈现更多的校内外合作模式,最终努力方向是促进江苏省医药领域药事管理相关工作的快速发展和稳步推进。

有效尝试药品知识产权管理作为药事管理分支的人才培养。随着市场竞争和产业发展的迅速扩张,国内外从政府到企业在药品生命周期的研制、生产、流通、使用各个阶段都非常重视知识产权保护的措施运用,在形成自身产品和服务并使其得到有效保护的前提下,有效规避对其他知识产权的侵权风险。所以将知识产权管理作为药事管理专业的拓展方向也是该校人才培养特色的体现。

四、广东药科大学

1. 广东药科大学药事管理专业设置的历史沿革

2011 年,药事管理专业成功获得教育部备案批准。

2012 年,药事管理专业开始招收本科生。

该校是继中国药科大学、沈阳药科大学、天津商业大学之后与南京中医药大学同年获批设置药事管理专业的高校。

2. 办学思想及特色

该专业重点培养适应我国社会主义现代化建设及医药卫生事业发展需要,具有职业道德、创新精神和实践能力,熟悉药学基础理论、基本知识,掌握管理学、经济学、法学等学科的基本理论、知识和方法,具有对医药领域的社会问题进行综合研究和分析能力的高级专门人才。毕业生能够在药品监督管理部门、卫生健康管理部门、药品生产经营企业、医药科研院所、医疗卫生机构等单位中从事药事管理相关工作。为适应医药企业或医药经济调控部门对开展医药贸易业务和管理工作的需求,该专业在新生入学后选拔部分学生开设医药贸易方向相关课程。

五、其他药事管理本科或硕士人才培养状况

1. 四川大学华西药学院

20 世纪初我国华西协和大学(现四川大学华西校区)等部分高等药学院校开设了药事管理学科相关课程。新中国成立初期在高等药学院校中开设过类似"药事组织"的课程,后来被取消。

1985 年秋季,原华西医科大学药学院(四川大学华西药学院前身)给药

学类各专业本、专科学生开设了国内首个"药事管理学"课程,并由吴蓬教授编写了《药事管理学》讲义上、下册。

1985 年,华西医科大学率先在国内设立了药事管理学教研室。

1987 年,国家教委决定,将"药事管理学"课程设为药学专业本科生必修课程,并委托华西医科大学药学院药事管理学教研室编写该课程基本要求。

1991 年人民卫生出版社邀请吴蓬教授主编国内第一本《药事管理学》规划教材,1993 年《药事管理学》(第一版)出版发行。

1990 年,经国务院学位委员会药学学科评议组同意,华西医科大学率先在国内招收药事管理专业方向硕士研究生(挂靠在药剂学专业下)。

2004 年,经国家教委审查备案,作为药学一级学科下自主设置的二级学科,四川大学华西药学院药事管理学专业正式设立并在全国范围内招硕士、博士生。

2015 年,"药事管理学"入选教育部国家精品课程。

2. 西安交通大学药学院

1987 年,开设"药事管理学"课程。

1988 年,原西安医科大学药学系批准组建药事管理学教学小组,指定杨世民老师负责教研室的筹建工作;1989 年,成立药事管理学教研室,杨世民担任教研室副主任。

1998 年,杨世民教授开始招收药事管理研究方向的硕士研究生。

2007 年,"药事管理学"入选陕西省省级精品课程。

2014 年,成立新的药事管理与临床药学系。

3. 部分开展药事管理硕士培养较早的院校

北京大学药学院药事管理与临床药学系、复旦大学药学院临床药学与药事管理学系、海军军医大学药学院药事管理教研室、山东大学制药工程与药事管理教研室、华中科技大学同济医学院药学院医药商业贸易学系等。

参考文献

[1] 普通高等学校本科专业类教学质量国家标准. 教育部,2018.

[2] 杨世民. 中国药事管理学科发展 30 年[M]. 北京:中国医药科技出版社,2014.

>>>>>> 第二章

药事管理专业培养目标及人才素质要求

第一节 药事管理专业的培养目标

培养目标是教育目的在各级各类学校教育机构的具体化。它是由特定社会领域和特定社会层次的需要所决定的,也随着受教育对象所在学校的类型、级别而变化。为了满足各行各业、各个社会层次的人才需求和不同年龄层次受教育者的学习需求,才有建立了各级各类学校。学校要完成各自的任务,培养社会需要的合格人才,就要制定各自的培养目标。在药事管理专业经教育行政部门批准设立后,开设该专业的院校就必须制定相应的培养目标以明确其使命。

一、南京中医药大学药事管理专业培养目标

总体培养目标:坚持以马列主义、毛泽东思想、中国特色社会主义理论为指导,全面贯彻党的教育方针,体现"教育要面向现代化、面向世界、面向未来"的时代精神和我校"仁德、仁术、仁人"的教育理念。培养能为中华民族伟大复兴、为中医药卫生事业振兴而献身,适应社会主义经济建设

和现代化建设需要,适应国家健康发展战略需求,具有中医文化特色和全球化视野,基础扎实、知识面宽、素质高、创新能力强的专业人才,坚持全面贯彻党的教育方针,培养学生具有正确的政治逻辑,热爱祖国,拥护和执行党的路线、方针、政策,坚持理论联系实际,积极参加社会实践,实事求是,遵纪守法,热爱医药事业。使学生树立实现人民用药安全、有效、经济、合理的责任感,适应行业发展的需求,基础扎实、知识面宽、能力强、素质高,具有创新精神和实践能力,成为未来医药事业蓬勃发展的推动者。

专业培养目标:培养具有药学基础知识和管理学、法学等科学知识与技能,掌握药品全生命周期管理各个环节的政策法规,能够运用法学、行政学、管理学理论与方法研究药品市场准入、药品质量和药品安全等医药社会问题,从事药事各环节监督和管理工作的高素质专门人才。

二、中国药科大学药事管理专业培养目标

本专业培养适应现代医药卫生事业发展需要,掌握法学、行政学、管理学等社会科学的基本理论和基本知识,精通药学专门知识,具有对医药社会问题进行分析、评估、研究、解决基本能力的高级复合型人才。毕业后能在各级社会保障部门、药品监督管理部门、卫生行政管理部门、药品价格管理部门、监察部门、工商行政部门、医药经济调控部门、药品生产、经营企业、科研院所、医疗卫生机构、各类社会中介机构从事药事管理工作。

三、沈阳药科大学药事管理专业培养目标

本专业培养系统掌握药事管理的基本理论、基本知识和基本技能,具备一定的药学基本理论知识,具有良好的科学素养和自主获取知识并应用知识的能力,能够在各级药品监督管理、卫生行政管理、工商行政管理、社会保障、医药经济宏观调控等部门,以及药品生产与流通企业、医药科研院所、医疗卫生机构、社会中介机构等领域从事药事管理工作的高级药事管理专门人才。

第二节　药事管理专业的人才素质要求

人才素质是指人在先天生理的基础上，经过后天学习和社会实践形成的基本稳定的生理特点和思想行为以及潜在能力的总称，包括身体素质、思想政治素质、能力素质、心理素质和知识素质等五个方面。身体素质是个体从事任何工作最基本也是必须具备的条件，拥有强健的体魄和健康的身体才可能顺利完成具体的工作任务。思想政治素质是个人政治思想、政治方向、政治立场、政治观点、政治态度、政治信仰的综合表现。知识素质是每个人做好相应的本职工作的基础，不同的岗位要求从业者具有不同的知识。能力素质是指胜任某一工作的主观条件，例如决策能力、沟通能力、技术能力等。心理素质是指人在感知、想象、思维、观念、情感、意志、兴趣等多方面心理品质上的修养，最为典型的就是需要从业者心理健康。除知识素质和能力素质外，各专业对人才身体素质/思想政治素质和心理素质的要求应当是没有差异或差异很小。

一、药事管理专业基本素质

（一）药事管理专业人才素质——知识素质

药事管理专业人才必须具备扎实的多学科知识，这是药事管理学科性质所决定的。药事管理学是药学的二级学科，是药学的边缘学科，具有自然科学的属性。但又因药事管理学综合了管理学、法学等学科的知识，所以它又具有一定的社会科学性质。这就要求药事管理专业人才具备扎实的多学科综合知识。

（二）药事管理专业人才素质——能力素质

1. 具有较强的实践能力

药事管理离不开实践活动。药事管理的法律、法规、行政规章、标准、规范等的制定来自药品生产、经营、使用的实践，经过总结、升华而成，反过来用于指导实践工作,并接受实践的检验。对于不适应的部分,适时予以修订、完善,使药事管理工作不断改进、提高和发展。因此,药事管理专业人才不仅要具有扎实的学科知识,还要具有将所学知识运用到实际工作中的能力。

2. 具有较好的沟通技能

药事管理专业具有自然科学与社会科学双重属性,从事社会科学工作,与他人交流、沟通是一项必备的技能。在研究开发、临床试验、注册申报以及上市后质量风险管理、企业政府事务、知识产权等工作中,都需要充分、有效地沟通。当涉及患者用药风险及合理用药知识引导等问题时,与患者及其家属进行有效沟通是避免药患纠纷或医疗暴力的重要途径之一。

3. 具有优秀的决策能力

药事管理专业毕业生将在药品研发、生产、流通、使用、监管等各环节从事监督及管理工作,其中大部分将走向各级管理岗位,面对繁杂的管理事务,需要及时有效地拿主意、做决断、定方向。因此,拥有优秀的决策能力是药事管理专业人才培养的关键要素之一。

二、南京中医药大学药事管理专业业务培养要求

本专业合格的毕业生应达到以下要求:英语通过大学英语四级考试(CET-4),计算机通过江苏省一级考试,按规定修满学分,通过学位论文答辩,具备以下知识和能力:

1. 知识结构要求

(1)药学专业基础知识:具有较为宽厚的药学基础理论、基本知识和基本技能,拥有生理与药理学、药剂学、药物分析学、药物化学等药学专业技能,掌握国际国内药事法规、药品质量监督管理、药物经济学方法和技能,从而实现药品从研制到上市后监测全过程的质量监控和过程管理,能够针对医药行业违规违法行为做出有效判断并且应用相关知识寻求解决措施。

(2)管理相关社会科学知识:掌握管理学、法学、经济学等方面的基本理论和基本知识,具有一定的文学、艺术、哲学、思想道德、社会学、心理学等方面的知识。

（3）具备基本的数学、物理、化学、医学等基础自然科学知识。

（4）工具性知识：掌握一门外国语，能阅读外文专业文献；掌握计算机应用基础知识、资料查询、文献检索的基本方法，具有运用现代信息技术获取相关信息的能力。

2. 能力结构要求

（1）获取知识的能力：具有较好的英语语言运用能力和借助工具书阅读专业英语书刊的能力；具有自主学习和终身学习的能力，能够在相关领域进一步学习深造。掌握信息检索与利用、资料查询的基本方法，具有初步的科学研究和适应实际工作的基本技能。

（2）应用知识能力：能够综合运用所掌握的理论知识和技能，具有药品质量与安全性监测、评价、风险预防和控制、认证和法规制定及药品质量安全的认识、分析、管理能力。了解国内外药品质量及安全领域的发展动态；熟悉国际药事管理基本法规，具有建立和破解技术壁垒的能力；具备从全方位认识药品行业发展现状，分析问题，提出决策建议，有效实施有关决策的能力。

（3）创新能力：具有较强的创造性思维能力、开展有关药品研制、生产、经营、使用等各环节的创新监管、创新实践的能力，能够参与质量管理与安全创新方案设计并具备药事法规深层次运用和完善的相关能力。

（4）具有良好的社会沟通与交往能力。

3. 素质结构要求

（1）具有良好的思想道德品质。

（2）身心健康。

（3）具有正确的人生观和价值观。

（4）具有良好的职业素质。

三、中国药科大学药事管理专业业务培养要求

本专业的学生主要学习药学基础知识，系统了解我国医药管理制度、法律法规、方针政策，熟悉并运用法学、行政学、管理学等社会学科的理论与方法，能对医药社会问题进行分析、评估和研究，探索药学事业科学发展的规律。学生毕业后能从事药事各环节的监督及管理工作。

毕业生应获得以下知识和能力：

1. 掌握药学的基本知识，了解药学发展动态。

2. 熟悉管理学基本原理及技能。

3. 掌握民法、经济法、诉讼法等法学知识。

4. 掌握国内外的药事法律、法规及药品质量监督规范。

5. 掌握计算机应用技术、文献的检索方法。

6. 熟练掌握一门外语。

四、沈阳药科大学药事管理专业业务培养要求

毕业生应获得以下几方面的知识和能力：

1. 掌握经济学、管理学、经济法等药事管理专业必备的相关基础学科基本原理、基本知识和基本技能。

2. 熟悉化学药物化学、药理学、药剂学和药物分析等药学主要分支学科的基本理论知识。

3. 掌握药事管理学、药事法学、药品质量管理、医药电子政务、行政管理学、社会保障学、药物经济学等基本理论、基本知识和基本技能。

4. 熟悉国家有关行政管理的政策与法规。

5. 受到社会科学研究方法的基本训练，具有对宏观和微观药事管理问题进行分析、评估、研究和解决的初步能力。

6. 具有运用信息技术、文献检索方法和相关定性、定量方法分析处理本专业有关问题的能力。

7. 能够比较熟练地阅读和翻译本专业英文文献和有关资料。

8. 具有较强的自学能力并为接受专业继续教育奠定必要的专业基础。

9. 了解本专业领域科学新进展及相关学科新知识。

第三节　相近专业的人才培养目标及人才素质要求

药事管理是药学、法学、管理学等学科交叉融合形成的交叉学科。因此,与药事管理专业相近的专业主要有药学专业、法学以及管理学专业等。下面对相近专业的人才培养目标及人才素质要求做简要介绍。

一、药学专业人才培养目标及人才素质要求

(一)药学专业人才培养目标

培养热爱祖国、拥护党的基本路线,德(思想品德)、智(基础理论)、技(职业技能)、体(身心素质)等全面发展,掌握必需的化学、医学基础理论,药物制剂生产及药品检验、药品营销和经营管理相关知识,具备药品生产、检验、药品调剂、合理用药指导、药品销售等专业技能,具有良好职业素质和文化修养,面向医药卫生行业从事药品生产、检验、药品调剂以及药品营销等工作的高端技能型人才。

(二)药学专业人才素质要求

具有敏锐的观察判断能力,能发现问题、分析问题并应用所学知识解决问题;具有药事管理及人际交往的能力,具有不断获取新知识和创新的能力;具有通过不同途径获取有效信息的能力;有较强的适应能力,能胜任企业药品的调配、生产等相关的技术工作;具有整体思维、创新思维和评判性思维的能力。

二、管理学专业人才培养目标及人才素质要求

(一)管理学专业人才培养目标

本专业培养热爱祖国、拥护党的基本路线,德(思想品德)、智(基础理论)、技(职业技能)、体(身心素质)等全面发展,具备必要的数学、经济学、计算机应用基础,具有扎实的管理学科的基本理论和基本知识,具备用先进的

管理思想、方法、组织和技术以及数学和计算机模型对运营管理、组织管理和技术管理中的问题进行分析、决策和组织实施的高级专门人才。

（二）管理学专业人才素质要求

掌握管理学科的基本理论、基本知识和方法；具有定量分析和计算机应用的基本能力；具有基本的管理沟通、协同合作和组织实施的工作能力；熟悉有关管理的方针政策和法规；了解管理科学的应用前景；掌握文献检索、资料查询的基本方法，具有初步的科学研究和实际工作能力。

三、法学专业人才培养目标及人才素质要求

（一）法学专业人才培养目标

本专业培养热爱祖国、拥护党的基本路线，德（思想品德）、智（基础理论）、技（职业技能）、体（身心素质）等全面发展，具有厚基础、宽口径、高素质、强能力的高级法学专门人才。学生具有广泛的人文、社会科学、自然科学领域的知识基础；具有较坚实的法学理论基础，系统地掌握法学知识和法律规定，了解国内外法学理论发展及国内立法信息，并能用一门外语阅读专业书刊；具有较高的政治理论素质、较强的分析能力、判断能力和实际操作能力；能较熟练地应用相关法律知识和法律规定办理各类法律事务，解决各类法律纠纷，并具有从事法学教育和研究工作的基本能力和素质。

（二）法学专业人才素质要求

掌握法学的基本理论、基础知识；熟悉法律工作的方针、政策和法规；具有一定的执法的基本能力；掌握法学理论研究的基本方法，了解法学的前沿理论及其研究的发展动态，具有一定的教学、科学研究和实际工作能力；身体素质达到国家规定的大学生体育锻炼和军事训练合格标准，具备健全的心理和健康的体魄，能够达到胜任本专业范围内的各项工作的要求，能够履行建设祖国和保卫祖国的神圣义务。

第四节　医药院校药事管理专业人才培养目标及人才素质要求的实现途径

一、提高课堂教学质量

课堂教学是学生学习的重要环节。课堂教学质量的高低直接影响学生的综合素质。在知识获取方面,学生主要依靠课堂教学,其他途径只是知识获取的辅助方式。要实现药事管理专业人才培养目标和人才素质要求,首先要重视课堂教学。由于药事管理与社会联系较为密切,且"教与学"是双向过程。因此,在药事管理专业课堂教学过程中,药事管理专业教师一方面应当加强教育教学的基本功,另一方面应当通过有效手段引导学生学习该专业的积极性,如在教学中注重联系药事管理实践、紧跟药事政策与法律的发展变化、适当开展教学内容实践观摩等。

二、开展形式多样的专业学习活动

课堂教学解决药事管理专业学生的理论知识问题。课外活动则旨在提高学生运用课堂所学处理实际问题的能力以及使学生获取书本外的药事管理知识。课堂教学是课外活动顺利开展的前提,课外活动是课堂教学应有的延伸。通过开展不同形式的课外活动如名师名家进校园、药事管理知识问答、药事管理领域热点问题研讨等,夯实学生的理论知识,提高学生的实际运用药事管理知识的能力。另外,嫁接目前新的 MOOC、SPOC 课程等在线教育资源,有效匹配课堂派、雨课堂、在线会议等平台,也能够更好地拓展课堂内外的知识获取宽度和深度。

三、选择合适的企业进行合作

人才培养的终极目的即从事相关专业工作、服务社会。各类人才,最终都会走向社会。而从学校走向社会,中间必定有一个适应过程。若直接让学生在工作岗位上适应,有可能需要较长时间或给学校的声誉带来负面影响,正如当前社会普遍认为刚毕业的大学生动手能力不强,这是学校教育与社会需要脱节的典型表现。而校企合作模式能够有效解决这一难题。通过校企合作,在学生尚未实习前,先在合作企业充分感受工作的氛围,为今后实习与正式工作奠定基础,同时,针对合作企业对所需人才的要求,可为其做订单式培养。但是,在选择合作企业时应根据药事管理专业的特点进行,避免选择与专业相关性不大的企业。

总的看来,以上三种途径融合了线下、线上线下相结合、线上、实践类等多种创新授课模式,能够在很大程度上通过多种途径更好地推进培养目标的实现。

参考文献

[1] 胡桃. 全国部分高校社会体育本科专业人才培养方案现状及对策的研究[D]. 苏州大学,2013:14.

[2] 南京中医药大学药事管理专业介绍[EB/OL]. 2021 - 2 - 17. http://jmzx. nju cm. edu. cn/2015/0710/c875a12507/page. htm

[3] 中国药科大学药事管理专业人才培养方案[EB/OL]. 2021 - 2 - 17. http://sxy. cpu. edu. cn/96/dd/c8806a104157/page. htm

[4] 沈阳药科大学工商管理学院药事管理专业培养计划[EB/OJ]. 2021 - 2 - 17. https://sba. syphu. edu. cn/dpzw. jsp? urltype=tree. TreeTempUrl&wbtreeid=1066

>>>>>> 第三章

药事管理专业的学科基础

第一节　专业学科的理论范式

"范式"的概念和理论是由美国著名科学哲学家托马斯·库恩（Thomas Samuel Kuhn）提出并在《科学革命的结构》（1962）中系统阐述的，指的是一个共同体成员所共享的信仰、价值、技术等的集合。"范式"是常规科学所赖以运作的理论基础和实践规范，是从事某一类科学活动的研究者群体所共同遵从的世界观和行为方式。"范式"是可以为进一步的科学研究提供模式的特定科学成就，也可以说是多数或全部研究者所认同的一套成文或默许的制度，包括学科的术语、理论、方法、假设、论证方式、操作规则等。因此，一个学科的研究对象、学科性质构成了学科范式的基本内容。理论范式的构建以及该范式所容许并推进的更深层次研究，是任何一个学科进入其成熟阶段的标志。

药事管理是对药事管理活动、规律的概括与总结，是药学与社会科学交叉渗透而形成的综合性应用学科。除了涉及药学知识之外，还与管理学、经济学、法学、社会学、心理学、行为科学等学科的知识相互渗透、交融与综合。药事管理是药学学科的分支学科,运用社会科学的原理和方法研究现代药学活动与管理,探讨药学事业科学管理的规律,促进我国药学事业的发展,具有社会科学性质。现阶段药事管理的理论建设,在演绎理论和归纳理论的应用方面更为普遍。

一、演绎理论构建

演绎法是认识"隐性"知识的方法,是指人们以一定的反映客观规律的理论认识为依据,从服从该认识的已知部分推知事物的未知部分的思维方法,是由一般到个别的认识方法。演绎理论是将经验研究所积累的大量数据资料与理论研究所发展的概念体系及分类框架结合起来的过程。

演绎理论主要包括以下几个基本环节:第一,确定研究课题;第二,明确研究范围,包括适用的区域范围和人群范围等;第三,交代和说明主要的变量、概念、数据等;第四,分析变量间的关系;第五,对命题进行逻辑推理,将其转变为一种命题研究假设;第六,对材料的收集、整理和数据分析等;第七,逻辑评判和逻辑检测,支持或否定原有(部分)理论。

如探析我国政府相关部门对药品监管的方法主要是对相关药品的市场价格进行调控,这是一个相对抽象的理论概念,因为其变量的检测采用的标准是不统一、不固定的,这就难以找出其中的相互关系。即提出以下三个相关命题:第一,在非完全市场条件下,药品生产企业会因为药品出售价格过高的原因而获得高额的利益;第二,在非完全市场条件下,医院的药事管理人员容易受利益驱使而抬高药品的销售价格;第三,在非完全市场条件下,政府的监管作用进一步凸显,相应的调控能有效控制医药行业的价格走向,通过分析命题之间的相互关系可以得出,药品生产企业的价格制定以追求其最大运营利益为目的。所以在药物价格的制定上,企业的生产成本与市场价格的差距最高,药品生产企业的利润在此时也达到了最大值。在药品使用过程中,药品管理人员的行为对药品的实际销售价格有较大的影响。如果药品管理人员对药品的价格加以改变,就会影响到对药品的需求,此时政府相关部门如不加以监管,药品的价格将会失去控制。

二、归纳理论构建

对于药事管理学科理论的构建一般采用的是归纳构建理论,其理论的构建是相关研究人员根据收集的各种资料并将资料进行整合分析后再经过抽象和概括最终形成理论指导的过程。归纳式理论建构的第一步是对经验现象进行观察。这种观察既可以是定量的,也可以是定性的。如采用定量的方法,需要收集大量的资料,通过统计分析,阐述样本的特征和规律,并以此推断总体结构和特征。同样,研究人员也可以采用定性研究的方法,具体深入地进行观察,并运用分类、综合等手段,抽取出现象的内涵,形成对各个具体现象的具体描述。无论哪种方法,研究人员都要完成从具体的观察结果到对现象的经验概括这一提升过程。第二步是经验概括。经验概括指的是对现象基本规律或特征的总结,或者是对变量之间存在的某种关系的说明。经验概括要借助于一定的概念或命题完成,这是对事物进行抽象总结分析,寻找一般模式的重要步骤。第三步是建构理论。当研究人员从大量个别具体的现象中得出一般性的经验概括之后,就已舍弃了存在于每个特定现象或事物身上的特殊性,而集中于它们所具有的共性特征。这种共性的特征所展示的是现象的某种规律性。当研究人员试图对所观察的事物或现象做出某种解释时,就是在发展或建构理论。如探讨抗生素的滥用问题,通过对于资料的收集和研究,可归纳出抗生素被滥用的实际原因:第一,医院医师在开药过程中滥用抗生素;第二,某些缺乏医学常识的患者盲目依赖抗生素;第三,动物的间接性接触;第四,医药市场的不正当运营现象导致抗生素的滥用。

第二节 专业学科的研究方法

一、药事管理研究的一般程序

1. 选题

进行一项调查研究首先必须确定研究课题,即研究的对象是什么,为什么进行这项研究。药事管理学研究选题可以通过到药品生产企业、医疗机构药学部门、药品检验机构、药品监督管理部门等相关部门进行调查,进而发现问题,针对尚未解决的实际问题提出研究的课题。

提出研究课题之后,还必须对其加以评价,评价选题可根据以下三个原则:

(1) 需要性原则:该原则体现了科学研究的目的性;

(2) 创造性原则:该原则体现了科学研究的价值;

(3) 科学性原则:该原则体现了科学研究的依据。

2. 设计研究方案

(1) 研究课题的具体化,即确定研究的对象;

(2) 选择研究方式,如文献研究、调查研究、实验研究、实地研究等,根据课题需要以及实际条件加以取舍;

(3) 设计调查问卷、抽样方案等。

3. 收集数据资料

资料的收集是统计分析的前提,其任务是对收集来的资料进行系统、科学的加工。

4. 数据处理与分析

数据处理的基本目的是从大量的,可能是杂乱无章的、难以理解的数据中抽取并推导出对于某些特定的人群来说有价值、有意义的数据。

5. 理论分析

在对资料整理分析的基础上进行思维加工,从感性认识上升到理性认识。

6. 撰写研究报告

研究报告是反映研究成果的书面形式,是以文字、图表等形式将研究的过程、方法和结果表现出来。通过研究报告,可以看出研究问题的具体过程以及取得的研究成果。

二、药事管理学常用研究方法

药事管理学是现代药学的重要组成部分,随着我国医药经济的发展,药事管理学科的课题研究对实践的指导作用日益显现出来,药事管理学是一门综合性的应用学科,其理论基础主要来源于社会科学。

在研究方法上,主要应用的是社会科学的研究方法,可以分为:调查研究、描述性研究、历史研究、发展性研究、实验研究、原因比较研究等。

1. 调查研究

调查研究是以特定群体为对象,调查研究是一种最常用的收集资料的方法,适用于描述一个难以直接观察的大总体。通过访问式调查、问卷式调查、间接调查、集中填答等方法,收集有关群体的资料及信息,了解该群体的普遍特征。调查研究法有利于描述和概括事物状况,进行总体推论。但是准确性较低,受问卷质量影响较大,不便于深度分析。

调查研究分为普查和样本调查两种类型,药事管理研究常用的是样本调查的方法。

2. 描述性研究

描述性研究的方法用于描述或说明变项的特征,即描述、说明、解释现存条件的性质与特征,掌握事实,弄清情况。

描述研究的应用范围很广,如分析药品经营企业的现状,按其描述对象不同,又可以进一步分为概况研究、个案研究。如在分析某省药品经营企业的整体现状时采用概况研究法,而在分析具体某个药品经营企业时则采用个案研究法。

3. 历史研究

历史研究用于了解过去事件,明确当前事件的背景,解释其中因果关系,进而预测未来发展趋势。

历史研究建立在已有的文献资料基础之上,因此应用价值往往受到限制,其中最基本最重要的步骤就是历史资料的收集与鉴别。

4. 发展性研究

发展性研究随着时间的演变,事物、群体变化的模式和顺序而进行,集中研究一定时间内的变化和发展。如探究我国高等院校药事管理专业的建设与发展,研究不同时期专业课程设置,进而归纳其发展模式。

发展性研究又分为:

(1)纵向发展研究:在不同时间研究固定对象,如各高等院校药事管理专业的课程设置,以及教学内容、教学安排等。由于是用于连续性问题的研究,因此需要投入大量的人力、物力、财力。

(2)横向发展研究:在同一时间研究各类型对象,如同一时期我国高等院校药事管理专业的设置情况。

(3)发展趋势研究:易受无法预测的因素影响,通常短期预测相对于长期预测更加可靠、有效。

5. 实验研究

实验研究即对经过处理的实验组与未接受处理的对照组进行比较分析,研究因果关系,即研究分析"为什么"。所谓"处理"指采取了某项措施加以控制。实验研究方法适用于概念和命题相对有限的、定义明确的研究课题以及假设检验课题。

药事管理学科具有社会科学性质,其实验研究是在社会事件的一般过程中进行实验研究,与自然科学的实验室研究相比存在较大差异,尤其是要考虑人为因素的影响,在研究过程中需要重点关注干预措施与干预效果之间的因果关系。

6. 原因比较研究

通过观察现在的结果,追溯似乎可能的原因,调查可能的原因与结果的关系。原因比较研究是在事件发生之后收集材料进行分析,追溯原因,是"事后的研究"。如假药事件发生之后,药品监督管理部门通过掌握的材料,找出问题的根源,分析事件发生的原因。

第三节　专业学科的研究内容

药事管理学的研究内容与各国药学事业发展的整体水平关系密切,在一定程度上受社会制度等方面的影响。我们应吸收、借鉴和学习先进发达国家药事管理学研究的内容、经验方法,发展中国药事管理学科,提高研究水平,促使具有中国特色的药事管理学科体系的形成。

一、药事法律体系

药事法律体系是指以宪法为依据,以药品管理法、疫苗管理法为基本法,由一系列的药事管理法律、法规、规章及其他规范性文件,依据一定的标准、原则、功能和层次组成一个相互配合、相互补充、相互协调和相互制约的法律规范体系。整个规范体系组成严密,对药品的研制、注册、生产、流通、使用等药学实践过程进行严格有效的法律调整,以保障药品质量的形成、保持和实现,最大程度地实现药品的安全性、有效性、经济性、合理性,保证药品质量和人体用药安全有效,维护公众身体健康和用药的合法权益。实践中,也常用广义的药品管理法或药事管理法代指药事管理法律体系。

根据具体药事管理法律规范所调整领域的不同,药事管理法律体系可分为药品注册管理法律规范、药品生产管理法律规范、药品经营管理法律规范、医疗机构药事管理法律规范、药品上市后安全监管法律规范、特殊管理药品管理法律规范、中药管理法律规范、药品监督管理法律规范等几个主要组成部分。

二、药事组织

药事组织是指为实现药学的社会任务,经由人为分工形成的各种形式的药事组织机构的总称,即以实现药学社会任务为共同目标的人们的集合体,是人们以特定形式的结构关系而共同工作的系统。该系统的运作会产出合格药品、药学服务、药学知识和药学人才等,并为医疗卫生系统所利用。药事组织系统是卫生大系统中的子系统,同时,药事组织系统的组成部分因具体目标(如研发、注册、生产、经营、使用、监管等)有所不同,并分成若干相互联系和协作的子系统。

以社会任务和目标为依据,药事组织可分为五种类型:第一,药品监督管理部门。可分为药品监督管理行政部门和药品监督管理技术部门。第二,药品生产、经营组织。从企业的性质、规模、组织形式、生产形态以及药品类型等角度还可以对其进一步划分子系统。第三,医疗机构药事组织。主要是指医疗机构内以患者为中心,以临床药学为基础,促进临床合理用药的药学技术服务和相关药品管理工作的药学部门。第四,药学教育和科研组织。主要是指各类医药院校、药物研究机构等。第五,药学社团组织。主要是指各类药学行业协会、学术组织和社会团体等。

三、药学技术人员管理

要保证药品质量,首先需要的就是一支依法经过资格认定的药学技术人员队伍。因此,需要通过立法手段制定药师的准入资格、注册管理办法、职责权限、继续教育办法、法律责任等,以加强对药师的管理,使其具有良好职业道德、精湛的业务技术以及优良的药学服务能力。

四、药品质量管理

药品质量管理的内容包括:制定药品质量标准,执行药品质量标准、制定影响药品质量工作的标准规范等;国家药品监督管理行政部门对药品质量进行监督管理的体制、职能、制度,以及人员配备和培训;药品使用中影响使用质量的因素,合理用药以及新技术在药品质量管理与监督控制中的应用等,涉及药学、统计学、管理学、法学、行为科学等知识和方法。药品质量管理的目的已从保证符合药品质量标准,发展成为保证药品安全有效和经济合理用药等方面,以达到有效诊断和防治疾病,实现健康长寿的目的。

五、药品注册管理

对药品注册管理制度进行探讨,如对新药的分类、药品的申报与审批进行科学化、规范化的管理,制定《药物非临床研究质量管理规范》(GLP)、《药物临床试验质量管理规范》(GCP)、《药品注册管理办法》、《中药注册管理补充规定》、《古代经典名方中药复方制剂简化注册审批管理规定》等,建立公平、合理、高效的评审机制,提高我国上市药品在国际市场中的竞争力。

六、药品生产、经营管理

运用管理科学的原理和方法,研究国家对药品生产、经营企业的管理和药品企业自身的科学管理,研究制定相关管理规范,如《药品生产质量管理规范》(GMP)、《药品生产质量管理规范》(GSP),用以指导企业的生产、经营活动。药品生产企业应依据 GMP 组织生产,药品经营企业应依据 GSP 组织经营。

七、药品使用管理

药品使用管理的核心是保证合理用药,提高医疗质量。随着临床药学的普及以及药学服务工作的开展,运用社会和行为科学的原理与方法,研究药师、医护人员和患者在药品使用过程中的心理和行为,促进沟通与交流成为药品使用管理的重点内容。

八、特殊管理药品

国家对麻醉药品、精神药品、医疗用毒性药品、放射性药品,以及药品类易制毒化学品、兴奋剂、疫苗等采取更为严格的管理措施,以保证特殊管理药品的用药安全、有效。特殊管理药品的特殊性,在于这类药品虽然与普通药品一样都具有医疗上的价值,但因其具有特殊的药理、生理作用,如果管理、使用不当,将严重危害患者及公众的生命健康乃至社会的公共利益。

九、中药管理

中药是指在中医药(包括汉族和少数民族医药)理论指导下用以防病治病的药物。国家建立健全符合中药特点的中药管理制度,对中药材(含野生药材资源保护)、中药饮片、中药品种保护、医疗机构中药制剂、古代经典名方中药复方制剂等进行管理。

十、药品信息管理

从药事管理的角度来看,药品信息管理主要讨论国家对药品信息的监督管理,保证药品信息真实、准确以及全面,具体包括药品说明书和标签的管理、药品广告管理、互联网药品信息服务管理等。

十一、药品知识产权管理

药品知识产权是人们对在药品行业领域中所创造的一切智力劳动成果依法享有的权利的统称。保护药品知识产权不仅是国际通行的保护科技成果的重要手段,还在鼓励医药科技创新,推动医药科技产业化发展,提高企业竞争意识和能力,加强医药国际交流与贸易等方面具有重要意义。我国针对药品知识产权保护的特殊性,相继制定了一系列法律法规。从保护类别上划分,既有化学药品、生物制品等知识产权保护规定,具体散见于有关药品管理法律法规,更有独具中国特色的中药品种保护规定。除此之外,还有未披露信息保护、专利链接等其他药品知识产权管理方式。

参考文献

[1] 田侃.药事管理与法规[M].2版.上海:上海科学技术出版社,2019.

>>>>>> # 第四章
药事管理专业课程体系设置

第一节　课程设计思路

课程以知识为载体,是知识以一定的形式呈现出来的、为学生的发展设定的一个前进的轨道。专业人才培养通过课程和相关教学活动的形式得以实现。不同的教育理念有不同的课程体系,不同的时代发展需要不同的课程体系。从历史来看,我国高等教育的课程模式基本上沿用的是培养学术型、研究型人才的学科系统化模式。这种课程模式把追求学科体系的系统性、完整性作为课程体系建设的基本要求。

教育部 2005 年设立了药事管理专业。随着我国社会经济和医药行业的迅猛发展,人民群众对药品安全、有效和质量可控的要求越来越高,紧扣国家医药产业政策、药物政策、药品安全监管、基本药物制度、医疗卫生体制改革等需要,亟须培养既懂药学又懂管理的复合型、应用型药事管理专业人才。经过多年的发展,药事管理专业已经有了相对成熟的课程体系。

一、以"岗位胜任力"为导向的课程设计

岗位胜任力是指胜任某个特定岗位工作应具备的知识、技能、态度、特质及动机等的总和。第三次医(药)学教育改革倡

导以岗位胜任力为导向,强调医(药)学院校培养的学生不仅需要具备专业知识和技能,更应具有良好的综合素质,为未来学生个人职业生涯发展奠定良好的基础。从未来岗位需求出发,加强药事管理专业课程设置的应用性,是课程体系建设最基础,也是最重要的工作。

为满足不同学生的发展需求,使学生能够具备更强的岗位胜任力,药事管理专业培养具有药学基础知识和管理学、法学等社会科学知识与技能,掌握药品全生命周期管理各个环节的政策法规,能够运用法学、行政学、管理学理论与方法研究药品市场准入、药品质量和药品安全等医药社会问题,从事药事各环节监督和管理工作的高素质专门人才。

二、以"成果导向"为价值的课程体系

成果导向教育(outcome based education,OBE)是一种以学生学习成果为导向的教育理念,其核心目标是使学生通过接受教育取得预期的学习成果。成果导向教育认为,教育目的并不是使学习者学习传统课本知识,而是使学习者在学习后具有某种能力。该理念已成为美国、英国、日本等国家教育改革的主流理念。

基于成果导向教育理念对课程进行设计,主要是依据社会需求及学生预期的学习成果反向设计课程体系,课程设计以满足社会对药事管理人才的要求为出发点。在课程设计和教学目标制定过程中,注重突出学生主体地位,引入实践教学环节以及有组织的课外活动和社会实践活动。所有这些课程旨在提升学生实际应用能力。药事管理专业具有较强的实践性,实践环节是推动学生自发学习的重要手段,根据不同学习阶段安排适当的实践活动能充分调动学生学习的主体意识,促进学生对于知识的消化和吸收,为后面的学习打下扎实的基础。

三、以"重基础、促融合"为思路的课程安排

在课程安排上,首先要使学生掌握药学、法学、管理学、经济学等专业基础课程,培养学生较为宽厚的药学基础理论、基本知识和基本技能,拥有生理与药理学、药剂学、药物分析学、药物化学等药学专业技能,掌握国内外药事法规、药品质量监督管理、药物经济学方法和技能。其次,还要促进与药

学专业、中药学专业、卫生事业管理专业、医保专业等课程的融合,实现药品从研制到上市后监测全过程的质量监控和过程管理,能够针对医药行业违规违法行为做出有效判断并且应用相关知识寻求解决措施。最后还应涉及相关社会科学课程,使学生具有一定的文学、艺术、哲学、思想道德、社会学、心理学等方面的知识。

四、以"中医药管理"为特色的课程内容

药事管理专业在国内不少医药类院校都有开设,中医药院校的药事管理专业应当充分体现其行业特色,切实推动中医药服务的发展,为药事管理专业发展注入新的内涵。中医药的行业特点在于其在数千年的发展过程中,不断吸收和融合各个时期先进的科学技术和人文思想,不断创新发展,理论体系日趋完善,技术方法更加丰富,形成了重视整体、注重"平"与"和"、强调个体化、突出"治未病"、使用简便等鲜明特点。在本专业课程内容设计上,应融入中医药思维,结合中医药行业特点,客观论证和凸显中医药理论的价值和地位,坚定中医药文化自信,培养学生中医药思维的基石。

第二节　课程设计原则

一、与我国药学事业发展实际相结合原则

中国是发展中国家,法制有待完善,药学事业发展正在逐渐规范,目前药事管理行政色彩较重,在此环境下,应与我国药学事业发展的实际相结合,与医疗体制改革大方向相符合,设置相应的药事管理专业课程,而不能完全照搬任何其他发达国家的课程模式。

二、与药事管理专业培养目标相结合原则

药事管理专业培养掌握药学基础知识和管理学、法学等社会科学知识与技能,熟悉药品全生命周期管理各个环节的政策法规,能够运用法学、行

政学、管理学理论与方法研究药品市场准入、药品质量和药品安全等医药社会问题,从事药事各环节监督和管理工作的高素质专门人才。在知识结构要求方面,学生应掌握以下内容:

(1) 药学专业基础知识:具有较为宽厚的药学基础理论、基本知识和基本技能,拥有生理与药理学、药剂学、药物分析学、药物化学等药学专业技能,掌握国内外药事法规、药品质量监督管理、药物经济学方法和技能,从而实现药品从研制到上市后监测全过程的质量监控和过程管理;能够针对医药行业违规违法行为做出有效判断,并应用相关知识寻求解决措施。

(2) 管理相关社会科学知识:掌握管理学、法学、经济学等方面的基本理论和基本知识;具有一定的文学、艺术、哲学、思想道德、社会学、心理学等方面的知识。

(3) 具备基本的数学、物理、化学、医学等基础自然科学知识。

(4) 工具性知识:掌握一门外国语,能阅读外文专业文献;掌握计算机应用基础知识,资料查询、文献检索的基本方法,具有运用现代信息技术获取相关信息的能力。

三、药学特色与行政管理知识并重原则

药事管理专业区别于普通管理专业的特点就是其药学特色,药学基础和专业课程设置了一个相当高的准入门槛,药学知识缺乏就无法真正掌握药事管理根本,因此该专业设置既包括主要药学课程,即药剂学、药理学、药物分析学、药物化学、药学概论等课程,也包括管理学、经济学等课程,但在学时分配上,药学课程比例与其他药学专业相比适当减少。

四、基础性原则

随着高等教育由"精英教育"逐步走向"大众教育",科学教育本科专业课程设置应淡化"学科中心""学科本位"的观点,降低专业课程难度,让学生学习和掌握最基本的自然科学理论知识和基本技能,注意让学生把握自然科学各分支学科之间的整体联系,体会自然科学产生和发展的过程,理解掌握自然科学的基本思想和方法,按照"少而精、博而通,强化基础,打通主干,深入前沿"的思想,确定本专业的专业核心课程。

五、学生主体原则

人才培养过程中需要遵循"以学生为主体"的教育理念,为学生提供充分的"自学的机会,动手的机会,表达的机会,创新的机会"。这种参与是在教学过程中实现的,因此在课程体系设计、内容选择上要充分提供实践机会,促进学生发挥其主体作用的教学活动,体现参与的要求,创造参与的条件,给学生创造一种环境,进而促进学生在参与过程中学会营销理论与知识技能,学会自我学习与培养。

第三节　基础课程与核心课程介绍

一、主要课程模块

药事管理专业属于跨学科专业,是以药学为基础,综合管理学、法学、经济学、社会学等课程所形成的交叉型边缘性专业。本专业除通识课程外,应当包含基础课程模块,药学课程模块,经济、管理课程模块以及法学课程模块。上述课程模块在设计时应当注重知识衔接,避免重复,提高知识的综合化程度。同时,由于各高校的性质不同,在课程设置时可以根据自身性质对课程做适当调整。一般而言,基础课教学以厚基础为指导思想,以高等数学、概率论与数理统计、统计学原理三门数学课奠定学习管理科学的基础,同时注意系统性和符合药事管理专业需要。专业课体现复合型人才培养思想,融合药事管理专业和医药卫生类管理专业的核心课程。

同时,在构建上述课程模块的基础上,为满足不同单位对药事管理人才的需求,可以在大二或大三时对药事管理专业学生的就业方向进行适当区分,并以此对课程做相应设置。例如将药事管理专业学生的就业方向分为面向医疗机构和面向医药企业两类,面向医疗机构的药事管理课程模块中可增加卫生法规、医院管理、医院药事管理等课程,而面向医药企业的药事管理课程模块中可增加医药企业管理、医药知识产权保护、医药市场营销等课程。

以南京中医药大学药事管理专业为例,其四个课程模块如下:

(一)基础课程模块(共 32.5 学分)

药学基础课程模块主要由化学类、医学类与统计学类课程组成。

表 4-1　基础课程模块

序号	名　　称	学分	学时	学期	性质
1	基础化学 1(无机、物化)	3.5	72	1	必修(考试)
2	高等数学	5	90	1	必修(考试)
3	人体结构学	3.5	72	2	必修(考查)
4	临床医学概论	2	36	2	限选(考查)
5	概率论与数理统计	3	54	2	必修(考试)
6	基础化学 2(有机)	3	54	2	必修(考试)
7	基础化学 2(实验)	1	36	2	必修(考查)
8	统计学原理	2	36	3	必修(考查)
9	卫生统计学	2.5	54	4	必修(考查)
10	分析化学与仪器分析	2.5	54	3	必修(考试)
11	病理生理学	2.5	54	4	必修(考试)
12	循证医学概论	2	36	5	限选(考查)

(二)药学课程模块(共 23 学分)

药学课程模块主要包括药学与中药学相关课程,因为药事管理专业是具有社会科学性质的药学专业,所以此课程模块的主要功能在于为学生学习药事管理专业的相关课程奠定药学理论和实践基础。

表 4-2　药学课程模块

序号	名　　称	学分	学时	学期	性质
1	中药学	3	54	3	限选(考查)
2	药用植物学与生药学	3.5	72	3	限选(考查)
3	药物分析学	2.5	54	5	必修(考试)

续表

序号	名　称	学分	学时	学期	性质
4	药理学	3.5	72	5	必修(考试)
5	药物化学	2.5	54	5	必修(考试)
6	药事专业英语	2	36	5	必修(考查)
7	药剂学	2.5	54	6	必修(考试)
8	临床药理学	2.5	54	6	限选(考查)
9	药物流行病学	1	18	6	限选(考查)

（三）经济管理课程模块（共 31.5 学分）

经济管理课程模块主要包括药品质量管理规范、药物经济学、管理学、药房管理以及现代社会调查方法等课程,该课程模块的构建主要是为了让学生用经济学、管理学等方法解决我国药学领域中的相关实践性问题,提高学生解决实际问题的能力。

表 4－3　经济管理课程模块

序号	名　称	学分	学时	学期	性质
1	西方经济学	4	72	3	必修(考查)
2	管理学	3	54	2	必修(考试)
3	公共管理学	2	36	3	限选(考查)
4	医药企业管理	2	36	4	限选(考查)
5	会计学	2	36	3	必修(考查)
6	财务管理	2	36	4	必修(考查)
7	医药市场营销学	2.5	54	5	限选(考查)
8	药品质量管理规范(GXP)	3	54	6	必修(考试)
9	卫生事业管理学	2	36	6	限选(考查)
10	药物经济学	2	36	6	必修(考试)
11	学术论文设计与写作	2	36	7	限选(考查)
12	药房管理	2	36	7	必修(考查)
13	现代社会调查方法	2	36	7	限选(考查)
14	文献检索	1	18	7	限选(考查)

（四）法学课程模块（共 15 学分）

　　法学课程模块主要由专业性课程组成，这是药事管理专业核心课程，它对药事管理专业毕业生的发展有着决定性意义。一般情况下，该课程模块包含的具体课程有行政法学、民商法基础、中国药事法规、国际药事法规、知识产权法等。

表 4 - 4　法学课程模块

序号	名　　称	学分	学时	学期	性质
1	民商法基础	2	36	4	必修（考试）
2	行政法	2	36	5	必修（考查）
3	诉讼法学选论	1	18	5	任选（考查）
4	中国药事法规	3	54	6	必修（考试）
5	知识产权法	3	54	6	必修（考查）
6	国际药事法规（双语）	2	36	7	必修（考查）
7	卫生法规	2	36	7	必修（考查）

二、核心课程介绍

1. 基础化学

　　基础化学是药事管理专业的一门专业基础课程，内容包括无机化学、分析化学、有机化学和物理化学的基本概念和基本理论，它的目标主要是使学生掌握基础的化学知识，为掌握与专业有关的医药知识奠定必要的化学基础。

2. 概率论与数理统计

　　概率论与数理统计是从数量侧面研究随机现象规律性的数学理论，其理论与方法已广泛应用于工业、农业、军事和科学技术中。该课程是公共事业管理专业的基础课程，课程内容侧重于讲解概率论与数理统计的基本理论与方法，同时在教学中结合各专业的特点介绍性地给出其在各领域中的具体应用。通过对该课程的学习，学生应熟练掌握概率论与数理统计中的基本理论和分析方法，能运用基本原理解决一些实际问题。课程的主要内容有：随机事件和概率、一维和多维随机变量及其分布、随机变量的数字特征、大数定律与中心极限定理、参数估计、假设检验等。

3. 卫生统计学

卫生统计学是运用概率论和数理统计等数学的原理和方法研究医学(特别是预防医学)和卫生事业管理中资料的收集、整理、分析和推断的一门应用学科,主要内容包括定量和分类资料统计描述、t 检验、卡方检验、方差分析、秩和检验、回归与相关、专用软件介绍等。通过学习该课程,学生可以掌握卫生统计学的基本概念、基本原理和基本方法,在理解其基本内容的基础上,习得解决公共卫生领域中实际问题的能力。

4. 中药学

中药学是在中医药理论指导下,研究中药基本理论、基本知识及临床应用规律的一门学科。中药学作为中医学及中西医临床医学专业的专业基础课及核心课程,也是联系医学基础与临床学科的桥梁课。学生要掌握中药学的基本理论及常用中药的应用理论和技能,为学习方剂学及后续临床专业课程奠定基础。

5. 药理学

药理学研究药物对机体的作用、作用的规律和机理(药效学)、阐明机体对药物处置的动态变化以及其规律(药动学)、药物对机体的不良反应(毒理学)。在此基础上重点掌握临床常用药物的作用、适应证、不良反应与禁忌证,以指导临床合理用药和进行新药开发。临床药理学通过药效学和药动学的研究,阐明了药物与生物机体相互作用的基本规律和机制,因而,对指导临床合理用药、防治疾病发挥着极为重要的作用。

6. 药剂学

药剂学是运用现代科学技术,研究药剂的配制理论、生产技术、质量控制与合理应用等内容的综合技术科学。通过课堂讲授、实验教学,使学生掌握药物常用剂型的概念、特点、制备工艺和质量要求等方面的基础理论、基本知识和技能,熟悉现代药剂学的有关理论,了解国内外药剂学进展概况及专用设备的基本构造、性能和使用保养方法等内容。

7. 药事专业英语

该课程以药事管理的不同环节为对象,讲述中国、美国及欧洲不同国家对药品研发、药品注册审批、药品生产质量管理、药物警戒以及药品价格管理等药事管理不同环节的有关规定。通过学习掌握与药品研发、药品注册审批、药品生产质量管理、药物警戒以及药品价格管理等药事管理相关的专业词汇与表达方式,熟悉不同国家的药事组织设置与官方网站内容,学会利用不同专业英文数据检索方法检索药事管理相关数据资料。在课堂学习与课外练习的基础上,使学生形成药事英语方面的系统知识体系,培养学生在国际药事管理方面的专业素养,并使其能从事相关的信息查询、整理与分析工作。

8. 西方经济学

微观经济学是现代西方经济学的一部分,研究市场经济体制下个体单位的经济行为从而产生相关经济理论。微观经济学的主要内容包括价格理论、消费者行为理论、生产理论、成本理论、市场理论等。宏观经济学是现代西方经济学的一个重要部分,研究一国整体经济活动的现象和规律,主要内容包括不同状态下国民收入的核算、国民收入的决定、货币理论、通货膨胀、经济周期和经济增长等理论。学习宏观经济学,有助于管理类学生对社会主义市场体制进行探索和认识。

9. 管理学

管理学着重使学生系统掌握管理工作的基本理论、原理、方法和技术。课程内容包括管理学研究对象、管理一般原理和管理过程等,重点是管理原理和管理过程。管理原理主要包括系统原理、动态原理、人本原理和创新原理;管理过程主要以职能为主线,分为计划、组织、领导、控制和创新。

10. 药品质量管理规范(GXP)

质量管理是现代管理科学的重要组成部分,是企业管理的中心环节,是我国经济发展战略之一。课程内容主要包括药物非临床研究质量管理、药物临床研究质量管理、药品生产质量管理、药品经营质量管理与中药材生产质量管理等,通过该课程的学习,学生可以掌握全面质量管理的基本手段和方法,了解国际先进的质量管理的手段,培养学生质量管理基本操作技能与知识。

11. 卫生事业管理学

卫生事业管理学的主要内容是对卫生政策、卫生组织建设、健康保障制度的建设、医疗与药品管理、公共卫生管理与监督、突发性公共卫生事件的危机管理等方面进行较为全面的介绍与分析。教学目标及教学基本要求是：培养学生掌握卫生事业管理的基本原理和方法，使学生能够联系实际思考问题、分析问题、解决问题。

12. 药物经济学

该课程属于药事管理专业的必修课。药物经济学是近年来新发展起来的一门交叉学科，是经济学原理与方法在药品领域内的具体运用。通过该课程的学习，学生能通过成本分析对比不同的药物治疗方案或药物治疗方案与其他治疗方案的优劣，初步了解合理的临床药学监护方案设计思路。

13. 药房管理

该课程主要以医院药房为核心展开，系统全面介绍医院药房管理，并兼顾社会药品管理相关内容，学生要掌握药房管理的基本内容，最新管理方法，了解最新的业内信息，为从事相关药事管理工作奠定理论与实用基础。通过学习掌握医院药房的基本概念及其组织设置，了解医院药学部门的管理模式；掌握医院药房的经济管理、医院药品采购管理以及医院制剂管理，分析掌握门（急）诊药房的服务内容、服务模式、药房设计与建设、处方与处方制度以及处方调配等内容，形成医院药房管理的系统知识体系，培养药事管理人员的专业素养以及药学工作者的职业道德。

14. 文献检索

文献检索课程是以文献（现代文献为主）为研究对象，以文献检索与利用为研究内容，以使学生实际掌握从文献中发现知识、利用知识与创造知识为目的。基本要求：使学生初步掌握检索文献的技能，从而提高学生的自学能力（不断更新知识、改善知识结构）和独立研究能力。该课程是一门实践性很强的方法课，教学效果重在使学生具备实际检索和利用文献的能力。也要求学生掌握一些基本原理和规律，以求举一反三，融会贯通。教学方法采取课堂讲授和实习相结合的形式。该课程的开设有助于提高学生的综合素质，使学生充分接触各种信息源，辅助提高新兴学科、交叉学科的人才培养质量。

15. 民商法基础

民商法基础是在原经济法和民法的基础上，结合学生的专业特点，讲授民法学的基础理论知识,包括民法典等内容。通过教学,培养学生对基础法学知识的应用能力和解决实际问题的能力。

16. 中国药事法规

药事管理涉及药学事业的各个方面,包括药品研发、生产、经营、使用、监测、评价等环节,形成较为完整的体系,现已发展成为我国医药卫生事业管理的一个重要组成部分。该课程的专业教学目标是使学生了解现代药学实践中管理活动的基本内容和原理、方法,明确与药品监管有关的关系规律,熟悉药事组织和药品质量管理,掌握药事相关法律、法规和药师行为准则。该课程是医药经管类、药学类等专业类别的必修课。根据本科教学加强基础、注重素质、整体优化的原则,该课程强调理论联系实际的原则,强调学生运用药事管理的基本知识分析药学实践活动,以奠定实际工作的基础。

17. 国际药事法规

该课程要求学生掌握先进国家关于药品的法律规定,以及各国现有的药品管理机构和其运行机制,并将其与我国的药品监督管理体制加以比较,使学生了解国外的药品管理概况,加深对医药行业政府管制行为的理解,为今后从事国际医药贸易打好基础。该课程以课程讲授为主,结合案例讨论及撰写论文综述的形式加深学生对国际药事法规体系的体会。

18. 知识产权法

在经济全球化、市场经济和知识经济的背景下,知识产权日益体现出与时代、世界经济的发展不可分割的特性,与此相对应,知识产权法的国际性、科技性、时代性以及系统性等特征也日益突出。知识产权法课程的教学目标,是通过教授商标法、专利法、著作权法以及其他知识产权相关法律,使学生掌握有关知识产权的基础理论,并在此基础上,培养学生分析研究相关实际问题的能力。具体而言,通过课堂教学、课堂讨论、诊所教学、社会实践等方式,培养、提高学生运用知识产权法的基本原理、基本规则进行理论研究的思辨能力和在实践活动中的应用能力,为药事管理专业学生今后从事药品知识产权及相关工作奠定基础。

19. 卫生法规

该课程属于药事管理专业学生的必修课,主要讲授我国现行的医药卫生法律相关制度,同时系统介绍医药卫生法学涉及的法学理论,并对现代医学发展过程中产生的新的法律问题进行探讨。通过学习,要求学生掌握卫生法规的基本概念和基本构成、公共卫生法律制度、医疗服务法律制度、健康产品法律制度等,为今后该专业相关课程的学习打下良好的基础。该课程以讲授为主,结合实际案例,以加强学生对卫生法规的理解,做到科学性、系统性和实用性相结合。

第四节　实验与实践教学

一、实验教学

表 4-5　药事管理专业主要实验课

序号	实验名称	课程性质	学时数	学分	学期安排							
					一	二	三	四	五	六	七	八
1	基础化学 1 实验	必修	18	0.5	★							
2	基础化学 2 实验	必修	36	1		★						
3	组织解剖学实验	必修	18	0.5		★						
4	分析化学与仪器分析实验	必修	18	0.5			★					
5	药用植物学与生药学实验	限选	18	0.5			★					
6	卫生统计学	必修	54	2.5				★				
7	病理生理学实验	必修	18	0.5				★				
8	药理学实验	必修	18	0.5					★			
9	医药市场营销学实验	限选	18	0.5					★			
10	药物化学实验	必修	18	0.5					★			
11	药物分析学实验	必修	18	0.5					★			
12	药剂学实验	必修	18	0.5						★		

（1）基础化学 1 实验

实验目的：在培养学生掌握实验的基本操作、基本技能和基本知识的同时，努力培养学生的创新意识与创新能力。

实验内容：玻璃仪器的清洗，简单玻璃仪器的制作，加热和冷却方法，常见离子的基本性质与鉴定，基本物理常数的测定方法，恒温槽的装配及性能测试，燃烧热的测定，差热分析和金属相图的绘制等。

实验方法：实验室操作。

（2）基础化学 2 实验

实验目的：掌握有机化学实验的基本操作和基本技能，学会查找常见有机化合物物理常数的基本方法，培养严肃认真和实事求是的科学态度与严谨的工作作风。

实验内容：正确掌握玻璃仪器的清洗与干燥，常用玻璃仪器的装拆，加热与冷却，回流、蒸馏，萃取和洗涤，重结晶和过滤，液体、固体有机物的干燥，熔点、沸点的测定等。验证所学的科学知识、客观规律，巩固所学知识并加深对所学知识的认识和了解。

实验方法：实验室操作。

（3）组织解剖学实验

实验目的：学会将教材、标本、模型、教材图谱和多媒体教学软件有机结合起来，以达到正确、全面地认识和记忆人体形态结构的目的。

实验内容：躯干骨、上下肢骨、颅骨、肌肉、呼吸系统、消化系统、心血管、神经系统等认知验证。

实验方法：实验室观摩。

（4）分析化学与仪器分析实验

实验目的：准确掌握定量分析的实验操作和基本技能。

实验内容：学习常见离子分析特性及反应进行的条件、天平称量方法、化学计量点的确定方法指示剂的选择、准确滴定的使用方法。

实验方法：实验室操作。

（5）药用植物学与生药学实验

实验目的：了解药材及饮片的分析、鉴别方法。

实验内容：切片制备，成分鉴别。

实验方法：实验室操作。

（6）卫生统计学

实验目的：在使学生掌握统计学基本原理与方法的基础上，培养学生选择正确的统计学方法解决卫生管理中的相关问题，根据计算机操作结果进一步做出统计学结论，并根据统计学结论得出专业性结论。

实验内容：一般性统计描述、t 检验、卡方检验、方差分析、秩和检验、回归与相关。

实验方法：操作演练、实验室上机练习。

（7）病理生理学实验

实验目的：学习在动物身上复制典型病理过程和人类疾病模型的基本原理和实验方法，掌握病理生理学常用的基本实验技术，学会观察、记录、分析实验结果及书写实验报告的基本方法。

实验内容：实验动物的应用和处理，实验动物急性、慢性实验，热射病、缺氧、出血性休克、心衰等实验。

实验方法：实验室操作。

（8）药理学实验

实验目的：掌握基本药理学实验方法，认识药理学实验基本过程。

实验内容：药理实验基本操作、半数致死量实验、镇痛药实验等。

实验方法：实验室操作。

（9）医药市场营销学实验

实验目的：掌握软件的操作流程，以满足营销所需。

实验内容：实现市场环境的分析预测，确定营销目标，制订战略决策，明确广告公司和医药公司的功能，明确新闻中心和资讯中心的功能。

实验方法：计算机模拟。

（10）药物化学实验

实验目的：使学生掌握药物合成的基本知识、合成原理、合成方法、合成操作、产品纯化、产品的理化鉴定等等。让学生对药品合成的基本过程有具体的了解，并培养学生分析解决合成反应中实际问题的能力，为今后的合成纯化工作打下基础。

实验内容：基本知识及熔点的测定，乙酰水杨酸（阿司匹林）的合成，磺胺醋酰钠的合成、苯佐卡因的合成。

实验方法：实验室操作。

（11）药物分析学实验

实验目的：根据药物分析的理论课教学内容，综合考虑药物原料药、制剂与各种含量测定方法。掌握药品性状测定方法和性状的正确描述，药品的常用鉴别方法和原理，药品中一般杂质检查的方法、原理和限量计算方法。

实验内容：葡萄糖的鉴别与检查，盐酸普鲁卡因的有关物质检查、含量测定（HPLC），对乙酰氨基酚的含量测定方法学考察（UV 法），维生素 C 原料药及片剂的全检，复方磺胺甲噁唑片的质量分析。

实验方法：实验室操作。

（12）药剂学实验

实验目的：不同类别制剂的特性、制备过程、质量控制方式、原辅料选择等。

实验内容：药品的剂型选择、制备工艺、制备过程。液体制剂、注射剂、散剂、片剂、溶出度的测定、软膏剂、栓剂、微囊、表面活性剂增溶。

实验方法：实验室操作。

二、实践教学环节

教学要紧密联系当前实际，提倡自学、讨论与实践，充分发挥学生的学习主动性与积极性，培养学生独立分析问题、解决问题和实际工作能力，使学生经过系统学习与实践，能够运用管理科学知识和医药卫生知识从事药事管理工作。针对教学实习问题，考虑到在医院和药监部门进行阶段性实习是非常必要的，采取自主联系和学校联系相结合的办法。药事管理主要实践教学环节见表 4-6。

表 4-6 药事管理专业主要实践教学环节

实践教学环节名称	主要内容	课程性质	学时数	学分	学期安排								备注
					一	二	三	四	五	六	七	八	
教学实习一医院药房实践	医疗机构药剂管理	必修	一周	1						★			

续表

实践教学环节名称	主要内容	课程性质	学时数	学分	学期安排								备注
					一	二	三	四	五	六	七	八	
教学实习二药监部门、企业参观实践	监管部门、生产经营企业结合	必修	一周	1							★		
素质拓展		必修		≥6					★				
毕业实习		必修		15								★	

（1）教学实习

教学目的：了解社会调查的一般程序和方法，学会撰写调查报告。

主要内容：由学院统一安排，在带队老师指导下在实习单位展开有针对性的调查研究，形成综合的调查报告。

安排与要求：第七学期由各带队老师指导完成，共2周时间。

（2）毕业实习

教学目的：通过毕业实习加深对本专业知识的理解，提高理论联系实际的能力，提高实际操作能力，培养良好的职业技能和职业素质。

主要内容：自主或由学院安排在医药卫生相关领域实习，并通过具体事例和亲身经历对实习进行总结。

安排与要求：在第八学期完成，时间不少于16周，每名学生均配有专业指导老师，实习结束后学生应提交符合规范的实习报告。

参考文献

[1] 许倩,袁菀忆,胡明,等.我国高等院校药事管理学科专业和课程设置状况调查：2018年中国药学会药事管理专业委员会年会暨学术研讨会[C],中国山东济南,2018.

[2] 华东,吴颖雄,杨勇.药事管理本科专业课程体系改革探讨[J].中医药管理杂志,2015,23(09)：28-30.

[3] 姚雪芳.高校药事法规课程中引入中医药思维的实践[J].中医药管理杂志,2020,28(21)：40-42.

[4] 黄燕娟,王进,解伟,等.以岗位胜任力为导向的药学服务课程群建设初探[J].卫生职业教育,2021,39(04)：25-27.

[5] 蒋嫒,王文渊,李玉婷,等.以市场为导向的《药事管理与法规》课程体系构建与改革[J].广东化工,2016,43(18)：229-230.

[6] 余璐,杨亚平.药事管理专业实践课程体系改革与思考[J].化工时刊,2018,32(04)：56-57.

>>>>>> 第五章

药事管理专业的教学安排与学习方法

大学生活与中学时代截然不同。大学生拥有了更多自由支配的时间,能够更多地参加团体和社会活动,把理论学习与实践更好地结合起来。大学阶段也是学生系统学习知识、锻炼能力的关键阶段。在这一新的人生阶段,每个学生应充分了解本专业的教学安排和学习方法,这有利于明确自己的学习目标和发展方向,为顺利完成四年本科学习并成长为对社会有用的人才打下坚实基础。

第一节　教学安排

大学教育是以培养高级专门人才为目的的专业教育,其最重要的功能在于通过教育和辅导,开启年轻学子的创造思维能力,使他们能够广纳新知,依靠自己的才智和学识实现人生目标,故大学教学是围绕人才培养目标和要求展开的。药事管理专业培养具有药学、管理学、法学等自然科学和社会科学的知识与技能，掌握药品研制、生产、经营、使用、价格、广告、包装及监督管理等不同环节的相关法律法规，能够运用药物经济学、药品质量管理、药品风险管理等经济、管理方法开展行业管理、预测、评估、注册等活动，能够适应现代医药事业建设与发展需要，从事药事相关管理工作的复合型专业人才。不同专业的知识体系和课程设置各有特点，课程类型也多种多样。在大学教育中，一般按课程的目的和性质，将课程分为公共课程、专业基础课程、专业课程和实践教学环节四类。按照课程的学习性质，又可将其分为必修课和选修课两类。

一、课程类别

1. 公共课程

公共课程是每所高校按照教育部规定统一设置的，所有专业学生必修的课程。各个学校的公共课程可能因学校性质、类别，以及办学理念不同而存在部分差异，但总体上可以分为三大模块：① 社会科学公共课如马克思主义基本原理、毛泽东思想、邓小平理论等，② 自然科学公共课如大学计算机基础，③ 实践环节公共课如军事理论。公共课程虽然不一定同所学专业有直接联系，但它能促进学生德智体全面发展，并为学生进一步学习提供不可缺少的方法论。南京中医药大学公共课程一般包括中国近现代史纲要、思想道德修养与法律基础、马克思主义基本原理、毛泽东思想和中国特色社会主义理论体系概论、大学生职业生涯规划、大学生就业创业指导、形势与政策、军事理论、体育、大学英语、大学信息技术基础、大学生心理健康教育等，这些课程通常安排在本科阶段一、二年级学习。

公共课程学时一般占总学时的 30％～40％。

2. 专业基础课程

专业基础课程是一种为专业课学习奠定必要基础的课程，是学生掌握专业知识技能所必修的重要课程。不同专业有各自的一门或多门专业基础课，同一门课程也可能成为多个专业的专业基础课。设置专业基础课程的目的在于转变以往过窄的以专业为中心的培养模式，按照学科门类培养学生,实施宽口径专业教育,使学生得到本学科的基本知识与基本教育的训练,以提高学生的专业适应能力与就业适应能力。

专业基础课程有一定的应用背景,覆盖面较宽,有一定的理论深度和知识广度,这类课程构成了高校学生学习专业课程、形成专业能力的重要基础,并与专业课程共同构成了大学专业教育的核心课程体系。许多高校都设有相同的专业,但各个高校会根据自己的学校特色设置专业基础课。南京中医药大学药事管理专业基础课程有药事管理专业导论、高等数学、概率论与数理统计、统计学原理、卫生统计学、基础化学、人体结构学、药物化学、药剂学、药理学、病理生理学、药物分析学、分析化学与仪器分析、临床医学概论、循证医学概论、中药学、药用植物学、临床药理学、药物流行病学等。

专业基础课程学时一般占总学时的30％～40％,安排在本科阶段二、三年级学习。

3. 专业课程

专业课程是指高等学校根据培养目标所开设的专业知识和专门技能的课程,其任务是使学生掌握必要的专业基本理论、专业知识和专业技能,了解本专业的前沿科学技术和发展趋势,培养解决本专业实践范围内一般问题的能力。

由于专业知识的发展非常迅速,而且专业知识的范围也比较广泛,故专业课的设置和内容也会随专业知识的发展而弹性变化。高等学校只能为学生提供部分基础专业知识的学习机会,更加专门的知识要在实际工作岗位上通过继续学习获得,因此,专业课的设置和主要课程内容在一定时期内相对稳定。南京中医药大学药事管理专业课程有西方经济学、管理学、公共管理学、医药企业管理、会计学、财务管理、医药市场营销学、药物经济学、药品质量管理规范、卫生事业管理学、学术论文写作与设计、现代社会调查方法、文献检索、卫生法规、中国药事法规、国际药事法规、民商法基础、行政法、药事专业英语、药房管理、知识产权法、诉讼法学选论等。

专业课程学时占总学时的比例一般为20％～30％,安排在本科阶段三、四年级学习。

4. 实践教学环节

实践教学环节目的在于通过教学、科研、实践相结合的方式,培养学生对所学知识的应用能力、创新能力及社会实践能力。实践教学环节一般包括专业实习、毕业实习、毕业论文设计与写作、创新创业实践、社会实践及素质拓展等。

实践教学环节的学时数一般不超过总学时的 10％。

二、课程性质

1. 必修课

必修课是指根据专业培养目标和培养要求,学生必须修读的课程和实践教学环节,学时一般占到总学时的 70％～80％。

2. 选修课

选修课指学生可在一定范围内自由选择学习的课程。选修课主要是为了培养学生的兴趣爱好和为就业需要而开设,学时一般占总学时的 20％～30％,主要分为限制性选修课程(简称限选课)和任意专业选修课程(简称任选课)两种。前者是指在学生所学专业领域内可选择学习并达到一定学分要求的课程,可选课程总学分数一般应超过培养方案规定学分数的 50％～100％;后者是面向全校学生而非局限在本专业内开设的跨学科课程。任选课同样有毕业规定的最低学分要求。

第二节　教学环节

药事管理专业是当前医药类高校中设置较为广泛的应用型专业之一,其理论与实务紧密相连,具有综合性和应用性很强的特点。药事管理专业覆盖的知识面很广,其主要课程包括基础课程、药学课程、经济管理课程及法学课程等。药事管理专业的教学可分为理论教学环节和实践教学环节两大部分。

一、理论教学环节

理论教学一般由课堂讲授、课堂讨论、辅导答疑、课程作业等环节构成。

1. 课堂讲授

课堂讲授是理论教学的重要环节,也是本科阶段常用的传统教学方法。所谓讲授法是教师通过口头语言向学生描绘情境、叙述事实、解释概念、论证原理和阐明规律的教学方法。它是通过叙述、描绘、解释、推论来传递信息,传授知识,阐明概念,论证定律和公式,引导学生分析和认识问题的一种教学方式。讲授法不是知识的简单传递和注入,它是由教师的理解转化为学生的理解的过程。教师的讲授能使深奥、抽象的课本知识变成具体形象、浅显通俗的概念,从而排除知识的神秘感和学生的畏难情绪,使学习真正成为可能和轻松的事情。讲授法采取直接的形式向学生传递知识,避免了认识过程中的许多不必要的曲折和困难。相对学生自己去摸索知识,讲授法可以使其少走不少弯路。所以,讲授法在传授知识方面具有无法取代的简捷和高效两大优点。

目前,除了传统的板书讲授外,多媒体技术已在大学课堂上广泛应用,教师综合运用文字、图片、动画和视频等资料来进行课堂讲授,使得抽象难懂的知识变得直观易懂、生动形象,使课堂讲授在知识的传播上更为生动、方便和高效。学生们不仅能更好地接受知识,而且在单位时间内可接受的信息量更大。

2. 课堂讨论

课堂讨论是在教师指导下,学生围绕某一中心问题发表意见并相互探讨的一种学习方式。课堂讨论常见的方式有专题讨论、案例分析等。在讨论教学的条件下,学生相互交流,可以自由发言、提问,也可以立即做出回答;教师也可参与讨论。教师的职责主要是指导、组织、提供信息以及小结等。这种教学方法的优点是可以培养学生的批判性思维能力和口头表达能力,使学生发挥主观能动性,加深对所学知识的理解,在吸收和消化知识的过程中提高独立工作能力,并引导学生通过研讨获得新的知识和探索新知。

3. 辅导答疑

辅导答疑是教学过程中的一个重要环节,是课堂教学的继续,是教师完成教学任务的必备手段。在学习过程中,教师除了在课上和课间与学生面对面交流外,还可以采用电话答疑、网上答疑、集中答疑等多种形式,及时解决学生在学习过程中遇到的问题。

4. 课程作业

课程作业是训练学生巩固所掌握的知识并运用所学知识解决问题及实现知识向能力转化的一个重要教学环节,也是教师训练并了解学生学习情况的一个重要手段。在完成作业的过程中,学生通过积极思考和分析论证,能够不断提高分析问题和解决问题的能力。

二、实践教学环节

药事管理专业的实践教学一般分为课程实验、实习、社会实践和毕业论文等环节。

1. 课程实验

药事管理专业开设课程实验教学,使以往专业教学中存在的理论和实践教学相脱节的现象得到改变,让学生通过课程实验了解药事管理相关业务的操作流程,通过理论和实际的结合与融通,更深入地理解知识体系,从而获得分析和解决实际问题的能力。

2. 专业实习与毕业实习

专业实习与毕业实习是药事管理专业十分重要的实践教学环节,通过开展这两种实习,为学生将来从事相关工作奠定基础。南京中医药大学药事管理专业学生的专业实习与毕业实习主要在医药行业内的各类企事业单位及药品监管部门中进行,实习结束后学生需提交实习报告。

专业实习一般安排在本科阶段第三学年,它是学生在完成基础理论、基本专业知识等课程的学习之后,进行实践学习和对即将从事的工作进行综合、全面认识的教学环节。

毕业实习是学生毕业前的最后一个实践环节,能有效提高学生综合运用所学理论知识解决实际问题的能力,同时为毕业论文收集素材,为完成毕业论文打好基础。通过实习,应达到以下要求:

① 帮助学生更好地把理论知识与药事管理工作实际相结合,缩小理论与实际工作之间存在的差距。

② 使学生了解和熟悉药事管理相关工作岗位一般业务手段和方法，为毕业后胜任专业工作打好基础。

③ 培养学生的行业敏感性，能从市场中发现问题和解决问题。

④ 在实践中培养学生严谨的工作作风。

⑤ 从学生的实践反馈中获取有益信息，用以改进和完善课堂教学工作。

3. 毕业论文

毕业论文是高等教育不可缺少的教学环节，是本科人才培养计划的重要组成部分，也是大学生涯必须完成的一门重要必修课程。通过撰写毕业论文，全面检验学生综合运用多学科的理论、知识与方法的能力。要撰写一篇优秀的毕业论文，必须确定好的选题，制定合理的研究方案，进行深入的调查，全面收集数据和资料，在运用相关理论和研究方法的基础上，开展充分论证和研究，从而提出有一定创新性的观点。因此，毕业论文写作是一个创造性的活动，属于学术研究的范畴。

毕业论文写作安排在本科阶段四年级的第二学期，学生在教师指导下独立完成毕业论文并通过论文答辩，方能取得成绩。

4. 社会实践

社会实践是药事管理专业重要的实践教学环节。各高校为了帮助学生了解社会，培养广大学生的创新意识，激发学生勤奋学习、奋发成才的积极性和主动性，使学生的理论学习有付诸实践的机会，推动学生"创新教育、实践教育"向纵深发展，都积极引导和鼓励学生参与各种形式的社会实践。

例如，学校将基础强化训练作为社会实践的内容，安排在一、二年级的假期进行。学校提供给学生一些具有较强的理论和现实意义的选题，要求学生在调研的基础上撰写调查报告。提交的报告应当密切联系当前的社会经济现实，反映企业或地区经济发展的现状及特征和对外经济发展中存在的问题，并运用所学的基本理论和方法分析产生问题的原因，提出有针对性的改进措施和建议。通过基础强化训练这一环节，巩固和深化所学课程的知识，培养学生综合运用问卷调查方法及能够将所学课程知识用于分析和解决实际问题的能力，培养理论和实践相结合的工作和学习态度，为后续专业课程学习打好基础。

第三节 专业学习方法的建议

一、大学教学的特点

我国古代伟大的思想家、教育家孔子曾有句名言:"学而时习之。""学"就是效仿,从书本或从他人获得知识技能,"习"则指从自身实践中获得知识技能。高等院校是培养人才的摇篮,大学生处于人生中学习精力最旺盛的时期,属于最富有朝气的群体。学习是大学生的首要任务,是他们明天事业的基础,只有通过学习才能增长才干、掌握本领。如医学专业的学生,若没有扎实的专业知识,将来就不可能做好治病救人的工作,甚至有可能成为诊错病、治死人的庸医。

大学学习有以下特点:

1. 专业性

大学教育具有最明显的专业性特点。从报考大学的那一刻起,专业方向的选择就提到了考生面前。被录取后,专业方向就已经确定,大学学习的内容都是围绕着这一专业方向来安排的。大学学习实际上是一种高层次的专业学习,这种专业性是随着社会对本专业要求的变化和发展而不断深入的。为适应当代科技发展既高度分化又高度综合的特点,这种专业性通常只能是一个大致的方向,而更具体、更细致的专业目标在大学持续的学习过程中或是在将来走向社会后才能最终确定下来。因此,大学在进行专业教育的同时,还要兼顾适应科技发展特点和社会对人才综合性知识要求的特点,尽可能扩大综合性,以增强毕业后对社会工作的适应性。大学生在大学期间除了要学好专业知识外,还应根据自己的能力、兴趣和爱好,选修或自学其他课程,扩大自己的知识面,为毕业后更好地适应工作打下良好基础。

2. 自主性

大学学习与中学学习截然不同的特点是依赖性的减少,代之以主动自觉地学习。大学教育的内容是既传授基础知识,又传授专业知识,教育的专业性很强,同时还涉及本专业、本行业最新的前沿知识和技术发展状况,知识的深度和广度比中学大为扩展。课堂教学往往只是提纲挈领式的,教师在课堂上只讲难点、疑点、重点,其余部分就要由学生自己去攻读、理解、掌握,大部分内容是通过学生自学获得的。因此,如何培养和提高学生的自学能力就显得尤为重要。大学学习不同于中学那样完全依赖教师的计划和安排,大学生必须充分发挥主观能动性和学习潜力,将自主性的学习方式贯穿于大学学习的全过程,并反映在大学生活的各个方面,如学习计划的自主安排、学习内容和学习方法的自主选择等。

自学能力的培养,是适应大学学习自主性特点的一个重要方面,每个大学生都要养成自学的习惯。钱伟长教授(全国政协副主席、上海大学名誉校长、著名物理学家)曾经说过:"一个人在大学四年里,能不能养成自学的习惯,学会自学的习惯,不但在很大程度上决定了他能否学好大学的课程,把知识真正学通、学活,而且会影响到他大学毕业以后能否不断地吸收新的知识并进行创造性的工作,以及能否为国家做出更大的贡献。"当今社会,知识积累和更新速度越来越快,人类的知识量经过三年就会翻一番,大学毕业之后,若不会自学或没能养成自学的习惯,就无法满足工作中对于知识更新的要求。

3. 多样性

大学生学习空间大大扩展,有知识密集的教师群体,有设备先进的实验室,有藏书丰富的图书馆。学习方法有课堂讨论、阅读参考书、写读书笔记或论文,学习途径多样,包括选修不同课程,听学术讲座,参与教师的科研项目,参加教学实习、生产实习及社会实践等。

4. 知识更新速度快

大学课程多、单元授课时间信息量大,教学内容具有高深的理论性、鲜明的定向性和较强的实践性。教师课堂内容既要立足于课本,又要跟踪国际先进技术的发展和科学发现等学科的前沿知识,这无疑提高了学生学习的兴趣,但同时又加重了学生学习的负担,因为这些内容书本上没有但学生又必须了解和掌握。

5. 学习任务重,竞争压力大

大学生除学习专业知识外,还要学习外语、计算机等多种课程,学习任务繁重。大学的环境决定了大学生的学习不是一件轻松的事,不仅要有刻苦的精神,还要有科学的学习方法,同时必须合理分配不同课程的学习时间。此外,优质学习资源、各种荣誉以及奖励相对稀缺,所以同学之间还存在着较强的竞争。

6. 探索性

大学生的学习具有明显探索和研究的性质,这就要求大学生的学习观念从正确再现教学内容向汇集百家之长、形成个人见解的方向转变。大学生从在教师指导下完成作业,到独立完成毕业论文(或毕业设计),都带有明显的探索性质。

大学学习的这些特点是相互联系、相互制约和相互促进的,其中专业性是最基本的特点,是其他特点的前提;研究性、创造性是核心,支配着教与学的全过程;独立自主性是关键,贯穿于教学的始终;多样性是实现教学目标的措施和途径。了解和把握大学学习的特点,将有助于学生成为学习的主人,顺利完成学习任务并实现学习目标。

二、大学学习的一般方法

学习方法是提高学习效率、达到学习目的的手段。钱伟长教授曾对大学生说过:一个青年人不但要用功学习,而且要有好的、科学的学习方法。要勤于思考,多想问题,不要靠死记硬背。有效的学习方法往往能收到事半功倍的效果。

在大学学习中要注意把握几个重要环节:预习、听课、复习、总结、记录笔记、完成作业和考试等。把握好这些环节,就能为进一步获取知识打下良好的基础。

(1)预习:这是掌握听课主动权的主要方法。预习中要把不理解的问题记下来,听课时增加求知的针对性。这样既节省学习时间,又能提高听课效率。

（2）做好听课笔记：上课时要集中精力，全神贯注，对教师强调的要点、难点和独到的见解，要认真做好笔记（注意笔记要有取舍，记下教师讲授的全部内容既不可能也无必要）。课堂上教师所讲内容要经过自身认真的思考和消化吸收，最终形成自己的观点和认知。

（3）复习和总结：课后及时复习是巩固所学知识必不可少的一环。复习中要认真整理课堂笔记，对照教材、参考书目，进行归纳和补充，经过反复思考写出自己的心得和摘要。温故而知新，每过一个阶段要进行一次总结，以融会贯通所学知识。

（4）完成作业和考试：做作业是巩固消化知识，考试是检验对所学知识掌握的程度，它们都起到了及时找出薄弱环节并加以弥补的作用。做作业要举一反三，触类旁通，要养成良好习惯，决不能抄袭。对考试要有正确态度，不作弊，不单纯追求高分，要把考试作为检验自己学习效果和培养独立解决问题能力的演练。

在学习中抓住上述几个基本环节，在理解的基础上进行记忆，及时消化和吸收。经过不断思考，不断消化，不断加深理解，这样得到的知识和能力才是扎实的。大学学习除了把握好以上主要环节之外，还要有目的地研究学习规律，选择适合自己特点的学习方法，提高获取知识的能力。具体说来，方法主要有：

1. 制订科学的学习计划，做驾驭时间的主人

大学学习单凭勤奋和刻苦是远远不够的，只有掌握了学习规律，相应地制订出学习的规划和计划，才能有计划地逐步完成预定的学习目标。首先要根据学校的培养计划，从个人的实际出发，根据总目标的要求，从战略角度制订出基本规划，包括自己希望达到的总体目标、知识结构，在学好专业计划课程之外选修哪些科目，着重培养哪几种能力等等。

对大学新生来说，制订整体计划是困难的，最好请教本专业的老师和求教高年级同学。先制订好一年级的整体计划，经过一年的实践，待熟悉了大学的特点之后，再完善四年的整体规划。其次要制订阶段性具体计划，如一个学期、一个月或一周的安排，计划的制订要结合自己的学习情况和适应程度，主要是学习的重点、学习时间的分配、学习方法如何调整、如

何选择参考书目等。这种计划要遵照符合实际、切实可行、不断总结、适当调整的原则。

大学期间，除了上课、休息和集体活动之外，其余的时间机动性很大，科学地安排好时间对成就学业非常重要。想成事业，必须珍惜时间。首先，要安排好每日的作息时间表，哪段时间做什么，安排时要根据自己的身体和用脑习惯，注意劳逸结合。一旦安排好时间表，就要严格执行，切忌拖拉和随意改变，要养成今日事今日做的好习惯。其次，要珍惜零星时间，大学生活越是丰富多彩，时间就被切割得越细，零星的时间越多。已故著名数学家华罗庚教授曾说过："时间是由分秒积成的，善于利用零星时间的人，才会做出更大的成绩来。"

2. 讲究读书的艺术，同时要勇于怀疑、批判

大学学习不仅是完成课堂教学的任务，更重要的是如何发挥自学的能力，在有限的时间里去充实自己，选择与学业及自己的兴趣有关的书籍来读是最好的办法。学会在浩如烟海的书籍中，选取自己必读之书，就需要有读书的艺术。首先要确定读什么书，其次对确定要读的书进行分类。一般而言可分为三类：第一类书只需浏览，第二类书需要通读，第三类书则需要精读。正如培根所说："有些书可供一赏，有些书可以吞下，不多的几部书应当咀嚼消化。"浏览可粗，通读要快，精读要精。这样就能在较短的时间里读很多书，既广泛的了解最新科学文化信息，又能深入研究重要的理论知识，这是一种较好的读书方法。

大学学习的知识较中学学习的知识而言，是靠近前沿的知识。越是接近知识的发展前沿，知识就越具有不确定的性质。人类的任何知识其实都是特定历史背景和特定客观条件下的产物，尤其是面对社会这个复杂系统，其边界条件十分复杂、多变，人们很难得出精确结论，很多具体理论和数理模式都是在对边界条件进行大大简化的前提下或在非常典型的条件下建立的。比如说现代财务会计理论就是建立在四大假设基础之上的，而四大假设正在遭遇着更多人的怀疑和与现实的背离。所以我们有足够的理由不去迷信权威之见，带着怀疑、批判的眼光审视一切理论。

因此，读书时还要做到如下两点：一是读思结合，读书要深入思考，不能浮光掠影，不求甚解；二是读书不唯书，不读死书，这样才能获得真知。

3. 善于综合和分析

综合是对研究对象的各要素、方面、环节、过程进行概括、抽象的能力；分析是对象各要素、方面、环节、过程等做出解析性、还原性说明的能力。这两方面能力的培养，一要通过哲学方法论的专门训练，二要在学习中不断积累。关于综合，不仅要综合客观对象的各方面，更重要的是要注意综合前人对研究对象的重要思路和各种结论，甚至注意综合自己的各种思考和成果；关于分析，就是在研究理论问题时，一定要弄清概念，从概念分析入手，把对象为何、如何清晰展示出来，然后才能进一步谈怎么办的问题。

4. 要察微知著，并要学会辩证思维

宇宙间的一切事物、现象之间，事物的要素与整体之间，都存在着这样或那样的联系，存在着或多或少的可类比的性质。就像我们日常生活中，从一个人的一句话、一个动作、一个眼神，甚至音调、语气上能"看"出他的内心世界一样，科学研究中也存在这种"一叶知秋""察微知著"的道理。要培养自己的这种全面辨察能力，首先要培养自己对专业浓厚的兴趣，其次要培养细心的习惯，还要培养自己丰富的联想和想象能力。

同时，要学会从正面、反面、不同侧面及动态变化中认识事物、分析问题。之所以要这样，是因为世界上的一切事物无不具有辩证的性质。例如生与死、福与祸、好与坏、真理与谬误、人的优点与缺点之间都具有相互包含的关系，只看到一面而不看到另一面及其他方面，只看到一时之状态而不与历史和未来联系，只看到"是此非彼"而不知"亦此亦彼"，势必得出片面，甚至错误的结论。

三、专业学习的建议

如前文所述，药事管理专业具有理论与实务紧密相连、综合性和应用性很强的特点，要顺利完成学习任务，学生在专业学习中应注意以下问题：

1. 完善知识结构

建立合理的知识结构是一个复杂长期的过程，必须遵守如下原则：① 整体性原则，即专博相济，一专多通，广采百家，为我所用。② 层次性原则，即合理知识结构的建立，必须从低到高，在纵向联系中划分基础层次、中间层

次和最高层次,没有基础层次则较高层次就会成为空中楼阁,没有高层次,则显示不出质量水平,因此任何层次都不能忽视。③ 比例性原则,即各种知识的分配在顾全大局的同时,数量和质量之间合理配比。比例的原则应根据培养目标来定,成才方向不同则知识结构就不一样。④ 动态性原则,即所追求的知识结构决不应当处于僵化状态,而须是能够不断进行自我调节的动态结构。这是为适应科技发展知识更新、研究探索新的课题和领域、职业和工作变动等因素的需要,不然跟不上飞速发展的时代步伐。

2. 通过实践培养创新能力

学生要在实践中创新,特别是通过社会实践培养创新的。社会实践内容广阔,模式多样,场所、对象各异,形势变化多样,大学生在参加过程中脱离课堂和校园的束缚,更容易激发兴趣,活跃思维,实践体会所学的知识,这样更有利于培养大学生的创新能力,为专业学习及今后的就业、深造打下良好的基础。

3. 打好数学、外语和计算机运用的坚实基础,培养专业基本素质和能力

数学是科学研究的必备工具,学习数学的过程也是掌握认知和思考方法的过程。外语是高级人才必须熟练掌握的沟通工具。熟练运用计算机及互联网是新时代高级人才必须具备的基础能力。学生必须要利用好大学的学习平台,在课堂内外,运用多种学习方式,使自己具备数学、外语和计算机运用的坚实基础,形成良好专业基本素质和能力。

4. 培养专业实务技能

药事管理专业的应用性非常强,因此学生掌握必要的实务技能对今后顺利就业非常重要。药事管理专业培养的学生具有综合运用所掌握的理论知识和技能,具有药品质量与安全性监测、评价、风险预防和控制、认证和法规制定及药品质量安全的认识、分析、管理能力,了解国内外药品质量及安全领域的发展动态,熟悉国际药事管理基本法规,具有建立和破解技术壁垒的能力,具备从全方位认识药品行业发展现状,分析问题、提出决策建议、有效实施有关决策的能力。

第四节　考核要求

考核是对学习成效的一种检验,能帮助教师全面了解学生的学习状况,诊断教学中的问题,以利于教师修正教学过程,并提供最适合个体发展的教育。同时,考核也能使学生了解自己的学习成效,为下一阶段的学习打下基础。以南京中医药大学药事管理专业 2019 版人才培养方案为例,其考核要求如下:

一、理论教学环节考核

大学期间,学生的考核方式主要有考试和考查两种,一般必修课程通常采取考试的方式考核,而选修课程采用考查的方式考核。考试一般为笔试(包括开卷和闭卷形式)、课程论文和演示报告等。考查的形式更为多样,教师可自定考核标准来评定学生的学习成绩。

二、实践教学环节考核

1. 教学实习

教学目的:了解社会调查的一般程序和方法,学会撰写调查报告。

主要内容:由学院统一安排,在带队老师指导下在实习单位展开有针对性的调查研究,形成综合的调查报告。

安排与要求:第七学期由各带队老师指导完成,共计 2 周时间。

2. 毕业实习

教学目的:通过毕业实习加深对本专业知识的理解,加强理论联系实际,提高实际操作能力,培养良好的职业技能和职业素质。

主要内容:自主或由学院安排在医药卫生相关领域实习,并通过具体事例和亲身经历对实习进行总结。

安排与要求:在第八学期完成,时间不少于 15 周,每名学生均配有专业指导老师,实习结束后学生应提交符合规范的实习报告。

三、毕业考核

毕业总学分为 183 学分,限选课必须修满规定学分,多选学分可替代任选课学分。学生修满规定学分,完成毕业论文(设计),并通过论文答辩,达到国家学位授予的有关规定,授予理学学士学位。

参考文献

[1] 华东,吴颖雄,杨勇.药事管理本科专业课程体系改革探讨[J].中医药管理杂志,2015,23(09):28 - 30.

[2] 姜婷婷,李瑞锋,王海南,等.中医药院校药事管理专业人才素质培养的研究[J].中华医学教育探索杂志,2020,19(04):385 - 388.

>>>>>> 第六章

药事管理专业毕业、就业及继续教育

第一节　毕业要求

　　按照教育部整体要求,学生毕业要求以学分加总计算所得总学分为衡量标准进行设 计,其中包括必修课、限选课、任选课、素质拓展(含社会实践)、创新创业实践以及毕业实习(含毕业论文)等,总学分分布及计算见表 6-1。

表 6-1　药事管理专业计划学分计量表

课程分类		门数	学分	总学时	说明
必修课		50	116	22 688	必修
限选课	文化艺术类	8	10	180	选≥2 学分
	专业类	13	27	532	选≥20 学分
任选课	专业任选课	7	12	252	选≥4 学分
	公共任选课				选≥12 学分
军训			2	2 周	必修
安全教育			1	18	必修
创新创业实践			6		必修
素质拓展(含社会实践)			3		必修
教学实习			2	2 周	必修
毕业实习(含毕业论文)			15	15 周	必修

毕业总学分为 183 分,限选课必须修满规定学分,限选课多选学分可替代任选课学分。创新创业课程需修满 8 个必修学分,其中实践 6 学分,理论 2 学分。

第二节　就业前景

医药行业属于 21 世纪的朝阳产业,这一点人们已经达成了共识,加上老龄化社会进程的加速以及人们健康保障意识的不断增强,都推动着药品的市场规模和市场容量加速放大。从药品的研究开发、制备生产、规范流通、合理使用到药事的高效监管、政策研究等方面,都迫切需要既有药学基础又有经济学、管理学、法学基础的优秀人才加入队伍当中。

近年来药事管理专业的人才培养历程结合众多已毕业的学生就业去向,能够充分体现该专业的就业覆盖特点。目前来看:第一,药事管理专业隶属于药学一级学科,本科毕业获得理学学士学位;第二,课程组成当中囊括了所有必要的药学基础知识和专业知识,相当数量的法学、管理学知识,少量的经济学、社会学知识,科目组成结构非常不错的;第三,加上比较充分的社会见习、毕业实习,能够有效提高学生学以致用的意识和能力。如此看来,药事管理专业本科应当有比较广泛的行业适应性、比较可靠的专业积累,以及比较有效的社会实践。药事管理本科专业就业前景可划分为以下几个方面:

一、药品监督管理组织

依据我国的药品监督管理体制划分,在国家和省级药品监督管理部门内部存在行政监督和技术监督两类部门。行政监督部门大致包括规划财务、政策法规、药品注册、安全监管、市场稽查、人事管理、对外合作等部门;技术监督部门大致包括药品检验、药典委、药品审评、药品评价、中药品种保护、药品认证、执业药师资格认证等部门。行政监督部门需要通过公务员系列考试招聘人员,技术监督部门一般应当通过各省级事业单位招考最终遴选优秀人才。

二、药品研究开发组织

随着国内仿制药市场竞争的不断加剧,国内企业资金运作和规模效应充分提升了企业的竞争能力,在国内外医药市场快速融合的背景下,一些传统国有医药研发单位的转型和部分大规模生产企业自建药品研发体系、企业之间的研发合作等都成为当前市场的主流运作模式。博士、硕士培养规模的扩张已经使本科毕业的医药学生很难涉足研发岗位。但是从岗位细分的角度,研发过程的部分基础性工作、综述研究部分的文献查询和汇总、临床试验过程中的临床监察及注册报批等工作等还是有本科生,尤其是有志在工作几年后寻求学位提升的本科毕业生切入的空间。当然最终不可否认,对于本科毕业生,研发领域的就业选择范围是比较有限的。

三、药品生产组织

生产企业一直以来都是医药市场最为活跃的力量之一,在医药生产企业特色鲜明、门槛相对较高的条件下,本科毕业生还有很大的舞台。从企业文化管理、培训管理、政府事务和招标采购部门等具体管理岗位,到药品生产操作或管理、质量检验、GMP 改造完善等技术岗位,再到企业营销岗位,都是本科生可以参与和寻求锻炼的岗位终端。

这里不得不提出企业营销体系分为产品商务管理与产品营销执行两大方面(两个方面的从业人员经常都被俗称为"医药代表")。虽然企业在遴选营销代表时,一般对专业范围限制比较宽松,比如医学、药学相关专业,甚至国贸、营销、化学、生物学、电子商务、信息管理与信息系统等专业均可从业,只能说现在还是注重人际沟通技能的职业时代,可是从长远规范化医药营销人才需求来看,专业的药学、临床药学、药事法规基础知识,专业的人际沟通能力、管理学经济学思维,专业的信息分析、信息运用能力应该是未来医药营销人员的基本素质,当然也应该与高收入有效匹配。这些要求与药事管理专业的 综合素质指标有较高的吻合度。

四、药品经营组织

药品经营组织大致包括几种存在形式：大型药品流通企业集团、中小型药品代理销售公司、单纯药品批发企业、药品零售连锁企业、单体药品零售企业。经营环节多年来人员组成层次一直相对较低，较少有本科毕业生主动加入此类工作岗位。

但是伴随着新修订的《药品经营质量管理规范》颁布实施，伴随着药品电子监管政策的实施，伴随着经营企业规模化、管理集约化的发展需求，本科生已经开始越来越重视销售终端的工作岗位。2015 年底前，无论是批发企业还是零售企业均需要配备一定数量的执业药师，无形中也是对本科生加入药品经营组织的一种推动，因为目前看来，本科生通过考试的概率更大一些，而且执业药师的待遇在最近几年也较好地凸显出来。

与本科生/执业药师相对应的岗位有很多，例如批发零售 GSP 质量管理、门店管理、处方审核及调配、专业培训、仓库运行管理、配送管理等。

五、药品使用组织

药品使用组织一般是指各类医疗机构药学部门。这是一类非常庞大的体系，因为该类组织在我国公立为主的医疗体系下具有比较稳定的工作岗位和相对较高的收入水平，一直以来是本科毕业生较好的就业选择。但是，由于医疗机构整体对药学部门所招收人员的专业限制比较苛刻，以理学学士为主，同时对口专业主要是药学类专业，那么药学、临床药学、药事管理、药物分析、药物制剂等专业属于合理范围，其他如制药工程等工学学士则很难进入，即便进入，在后续职称晋升过程中也会有很大障碍。

医疗机构药学部门包括的具体岗位有：调剂岗位（门诊、急诊、住院、中药）、临床药学与药学信息、制剂管理及质量检验等，常见各类医疗机构药学部门工作人员需要根据时间安排在各科室轮转工作。

六、药品信息开发组织

药品信息开发组织在国外早已兴起，以 IMS 为代表。在国内，近些年以国家食品药品监督管理总局下设的南方医药经济研究所为代表，发展较快，此外还有诸如北京秦脉医药也是有十多年历史的医药信息产业开发公司。随着大健康、大数据时代的到来,专业从事信息开发与数据统计分析、预测的公司在未来的市场格局、规模扩张、企业战略选择、产品市场竞争策略、上市公司业绩分析、行业集中度分布与趋势等方面都会展示出新的活力和 效力。无论是以后进入医药公司从事行业数据分析,进入专业的信息开发 公司进行信息收集与运用,抑或是进入证券分析领域从事医药板块行业数 据分析等,都需要药事管理专业人才既有医药背景知识,又有法学、经济学、管理学思维意识和能力。

七、药学领域专业学术及出版组织

国家及各省级药学会、(执业)药师协会、药理学会等各类专业学会组织,各类综合或专业出版社、期刊社都是本科毕业生不错的就业选择。无论对健康的关注还是医药专业领域的专业组织发展,药事管理专业学生都能够很好地满足这类工作的专业要求。

八、食品(包括保健食品)及化妆品相关组织

作为管理严格程度、工艺质量水平均低于药品的食品、化妆品领域,也同样是药事管理专业学生毕业后可以考虑的选择。食品领域许多规范的要求已经与药品接近,企业运作模式、质量管理措施都在向药品的严格程度靠近,所以药事管理本科毕业生完全有条件和能力参与到此类工作中。

总之,药事管理专业毕业生的就业领域还是相当广泛的,该专业既能够体现专业性、实践性,又能够很好地满足社会需求。

第三节　专业相关资证考试

一、执业药师资格考试

　　1994年3月,中华人民共和国人事部(以下简称人事部)、国家医药管理局颁布了《执业药师资格制度暂行规定》,从此我国开始实施执业药师资格制度。1999年4月,人事部、原国家药品监督管理局下发了《人事部、国家药品监督管理局关于修订印发〈执业药师资格制度暂行规定〉和〈执业药师资格考试实施办法〉的通知》(人发〔1999〕34号),对原有考试管理办法进行了修订,明确执业药师、中药师统称为执业药师。人事部和原国家药品监督管理局共同负责全国执业药师资格制度的政策制定、组织协调、资格考试、注册登记和监督管理工作。2019年3月5日,国家药监局、人力资源社会保障部在上述执业药师资格制度基础上,制定了《执业药师职业资格制度规定》和《执业药师职业资格考试实施办法》,进一步完善执业药师职业资格制度。

(一)执业药师的定义

　　执业药师是指经全国统一考试合格,取得"中华人民共和国执业药师职业资格证书"(以下简称"执业药师职业资格证书")并经注册,在药品生产、经营、使用和其他需要提供药学服务的单位中执业的药学技术人员。执业药师英文译为:licensed pharmacist。

(二)执业药师考试

　　国家药监局与人力资源社会保障部共同负责全国执业药师资格制度的政策制定,并按照职责分工对该制度的实施进行指导、监督和检查。执业药师职业资格实行全国统一大纲、统一命题、统一组织的考试制度。国家药监局负责组织拟定考试科目和考试大纲、建立试题库、组织命审题工作,提出考试合格标准建议。人力资源社会保障部负责组织审定考试科目、考试大纲,会同国家药监局对考试工作进行监督、指导并确定合格标准。

执业药师职业资格考试属于国家设定的资格准入考试。执业药师职业资格考试合格者,由各省、自治区、直辖市人力资源社会保障部门颁发"执业药师职业资格证书"。该证书由人力资源社会保障部统一印制,国家药监局与人力资源社会保障部用印,在全国范围内有效。

1. 考试科目及时间

执业药师资格考试分为中药学类和药学类两类,每类都为四个科目。

中药学类:中药学专业知识(一)(含中药学部分和中药药剂学部分);

　　　　　中药学专业知识(二)(含中药鉴定学部分和中药化学部分);

　　　　　药事管理与法规(药学类、中药学类共考科目);

　　　　　中药学综合知识与技能。

药学类:药学专业知识(一)(含药理学部分和药物分析部分);

　　　　药学专业知识(二)(含药剂学部分和药物化学部分);

　　　　药事管理与法规(药学类、中药学类共考科目);

　　　　药学综合知识与技能。

执业药师职业资格考试日期原则上为每年 10 月。考试分四个半天进行,每个科目考试时间为两个半小时。

2. 考试条件要求

凡中华人民共和国公民和获准在我国境内就业的外籍人员,具备以下条件之一者,均可申请参加执业药师职业资格考试:

(1) 取得药学类、中药学类专业大专学历,在药学或中药学岗位工作满 5 年;

(2) 取得药学类、中药学类专业大学本科学历或学士学位,在药学或中药学岗位工作满 3 年;

(3) 取得药学类、中药学类专业第二学士学位、研究生班毕业或硕士学位,在药学或中药学岗位工作满 1 年;

(4) 取得药学类、中药学类专业博士学位;

(5) 取得药学类、中药学类相关专业相应学历或学位的人员,在药学或中药学岗位工作的年限相应增加 1 年。

符合《执业药师职业资格制度规定》报考条件,按照国家有关规定取得药学或医学专业高级职称并在药学岗位工作的,可免试药学专业知识(一)、药学专业知识(二),只参加药事管理与法规、药学综合知识与技能两个科目的考试;取得中药学或中医学专业高级职称并在中药学岗位工作的,可免试中药学专业知识(一)、中药学专业知识(二),只参加药事管理与法规、中药学综合知识与技能两个科目的考试。

考试以四年为一个周期,参加全部科目考试的人员须在连续四个考试年度内通过全部科目的考试。

免试部分科目的人员须在连续两个考试年度内通过应试科目。

二、专利代理师资格考试

专利代理师是指获得了专利代理师资格,持有专利代理师资格证并在专利代理机构专职或兼职从事专利代理工作的人员。专利代理师受专利代理机构指派从事以下业务:

(1)为申请专利提供咨询;

(2)代理撰写专利申请文件、申请专利以及办理审批程序中的各种手续以及批准后的事务;

(3)代理专利申请的复审、专利权的撤销或者无效宣告中的各项事务,或为上述程序提供咨询;

(4)办理专利技术转让的有关事宜,或为其提供咨询;

(5)其他有关专利事务。

专利代理师资格考试是全国统一的专利代理师执业准入资格考试。始于1992年的全国专利代理人资格考试。自1992年《专利代理条例》颁布实施到2004年,国家知识产权局举办了7次全国专利代理人资格考试。于2005年提出《全国专利代理人资格考试改革方案》,将每两年举办一次全国专利代理人资格考试改为每年举办一次并固定举办考试的时间,将原来实行的四个科目的考试改为三个科目的考试,并将三个科目的名称和内容调整为中国专利法律知识、相关法律知识和专利代理实务。

为适应我国知识产权事业发展的需要,促进专利代理行业健康发展,国家知识产权局在2005年全国专利代理人资格考试制度改革的基础上,于2009年进行了第二次考试制度改革。现行的考试办法是采用专利法律知识和相关法律知识总和(称为"法律知识"部分)确定一个分数线。专利代理实务(称为"代理实务"部分)单独确定一个分数线,双合格分数线择优通过的录取方式。每年由专利代理人考核委员会根据专利工作的实际需要和当年试题的难易程度,分别确定法律知识部分和代理实务部分的合格分数线。2019年《专利代理管理办法》(国家市场监督管理总局令第6号)和《专利代理师资格考试办法》(国家市场监督管理总局令第7号)先后施行,专利代理师资格考试制度得到进一步完善。

(一)报名条件

符合以下条件的中国公民,可以报名参加考试:

(1) 具有完全民事行为能力;

(2) 取得国家承认的理工科大专以上学历,并获得毕业证书或者学位证书。

香港特别行政区、澳门特别行政区永久性居民中的中国公民和台湾地区居民可以报名参加考试。

从事专利审查等工作满七年的中国公民,可以申请免予专利代理实务科目考试。

有下列情形之一的,不得报名参加考试:

(1) 因故意犯罪受过刑事处罚,自刑罚执行完毕之日起未满三年;

(2) 受吊销专利代理师资格证的处罚,自处罚决定之日起未满三年。

报名参加考试的人员,应当选择适合的考点城市之一,在规定的时间内报名。报名人员应当填写、上传下列材料,并缴纳相关费用:

(1) 报名表、专利代理师资格预申请表及照片。

(2) 有效身份证件扫描件。

(3) 学历或者学位证书扫描件。持香港特别行政区、澳门特别行政区、台湾地区或者国外高等学校学历学位证书报名的,须上传教育部留学服务中心的学历学位认证书扫描件。

(4) 专利代理师资格申请承诺书扫描件。

申请免予专利代理实务科目考试的人员报名时还应当填写、上传免试申请书,证明从事专利审查等工作情况的材料。

(二)考试时间及科目

专利代理师资格考试采取全国统一考试方式,每年举行一次。国家知识产权局每年在举行考试四个月前向社会发布考试有关事项公告,公布考点城市、报名程序、考试时间和资格授予等相关安排。考试通常在每年的 11 月进行。

专利代理人资格考试包括以下考试科目:

(1) 与专利有关的法律基础知识。

(2) 专利申请文件撰写。

(3) 专利申请手续、审批程序及文献检索。

(4) 专利审批标准及复审与无效。

考试为闭卷考试,采用计算机化考试方式。专利法律知识(总分为 150 分)和相关法律知识(总分为 100 分)两门科目采用填涂机读答题卡方式,专利代理实务(总分为 150 分)科目采用论述答题和实际撰写方式。

专利代理师资格考试实行全国统一评卷,阅卷的组织协调工作由考试委员会办公室承担。应试人员在三年内全部科目考试合格的,经审核后由国家知识产权局颁发专利代理师资格证。

第四节　学历深造

自 20 世纪 80 年代以来,药事管理学科有了很大的发展,高校药学各专业普遍开设了药事管理学及相关课程,部分高校招收了硕士、博士研究生,药事管理师资队伍人数增多、学历提高、更加年轻化,药事管理学科的教材、专著、论文等无论数量或质量都有所提高。药事管理学科已经成为中国高等药学教育的重要组成部分,成为药学教育的基本科目。

自 1990 年,国务院学位委员会药学学科评议组同意华西医科大学(现四川大学华西药学院)在药剂专业中招收药事管理方向硕士研究生以来,已经有数所高校招收药事管理学硕士、博士研究生。

一、中国药科大学

中国药科大学国际医药商学院招收社会与管理药学及药物经济学硕士

研究生和博士研究生,研究方向有医药政策与法规、医药知识产权、药品质量监督与管理、药物经济学、药物政策研究、医药企业管理等。

二、沈阳药科大学

沈阳药科大学工商管理学院在一级学科药学下开设二级学科药事管理学,分别招收硕士和博士研究生,涉及药事法规与药品政策、药品知识产权保护、药物经济学、药品安全与风险管理等研究方向。

三、北京大学

北京大学医学部药学院药事管理与临床药学系在一级学科药学下设二级学科药事管理学,分别招收硕士和博士研究生,涉及药事法规与药品政策、药物创新机制与药品质量监管等研究方向。

四、西安交通大学

西安交通大学在一级学科药学下设二级学科药事管理学,招收硕士研究生,研究方向有药物政策与药事法规、合理用药管理、药物利用评价、药品安全及不良反应监测等。

五、天津大学

天津大学药物科学与技术学院在公共管理学科下开设二级学科卫生事业与药事管理,分别招收硕士和博士研究生,涉及药品研发生产管理、药物经济学、新药研究开发程序和政策法规、药品评价和管理等研究方向。

六、南京中医药大学

南京中医药大学在中药学学科下设药事管理方向(专业型),在公共管理学科下开设二级学科社会医学与卫生事业管理(学术型),招收硕士 or 博士。

在中医医史文献专业下设医药法律与医药知识产权方向,招收博士研究生。

七、其他高校

　　另外，还有四川大学华西药学院、复旦大学、第二军医大学等国内著名高校招收药事管理及相关方向的硕士或博士研究生。美国部分院校如明尼苏达大学、普渡大学等都是具有相当长药事管理专业发展历史的重点学校，也可作为未来学历提升的选择。

参考文献

［1］国家市场监督管理总局.专利代理管理办法［EB/OL］.（2019－04－04）［2021－08－20］.http://gkml.samr.gov.cn/nsjg/fgs/201904/t20190418_292969.html.

［2］国家市场监督管理总局.专利代理师资格考试办法［EB/OL］.（2019－04－23）［2021－08－20］.http://gkml.samr.gov.cn/nsjg/bgt/202106/t20210624_331378.html.

［3］国家药品监督管理局.国家药监局人力资源社会保障部关于印发执业药师职业资格制度规定和执业药师职业资格考试实施办法的通知（国药监人〔2019〕12 号）［EB/OL］.（2019－03－20）［2021－08－20］.https://www.nmpa.gov.cnxxgkfgwjgzwjgzwjyp/20190320161601446.html.

［4］田侃,谢明.药事管理与法规［M］.2 版.北京：人民卫生出版社,2016.

>>>>>> 第七章
药事管理专业学习辅导

第一节　专业知名学者

　　对于刚刚入学或者还处在低年级的药事管理专业学生,了解和认识本专业发展近30年来的代表性科研专家是非常有必要的。通过了解这些专业名人的成长过程以及他们对药事管理学科做出的贡献,不仅能够让同学们了解药事管理专业发展的历史,也能够通过他们的专业发展轨迹看到自己努力的方向和未来。下面介绍几位专业内具有影响力的学者:

一、吴蓬

　　吴蓬,女,1930年出生,四川省成都市人,中共党员,1953年华西协合大学药学专业毕业后留校从事药学教学、科研及管理工作,华西医科大学药学院(现四川大学华西药学院)教授,曾任药事管理教研室主任、药学院党委书记等职务。吴蓬教授虽于2015年逝世,但对于药事管理专业教育而言,是应当被学子们知晓和铭记的。

　　1986年,卫生部药政管理局局长李超进主编《药事管理学》一书,吴蓬担任副主编,该书1988年出版后,部分药学院校将其作为教学参考书或教材使用。1988 年,全国高等院校药学专业教材评审委员会决定将《药事管理学》列为 19 种统编教材之一,聘请吴蓬教授担任主编,这是我国高等药学院校第一本《药事管理学》统编教材。1993 年 3 月,该教材由人民卫生出版社出版,供高等药学院校本科药学类专业使用。2001 年、2003 年、2007 年,吴蓬教授作为国内《药事管理学》课程的发起者,先后受邀主编了《药事管理学》第二、三、四版的教材。吴蓬教授主编的《药事管理学》教材自 1993 出版至 2010 年,人民卫生出版社共计印刷 29 次,发行量达 20 余万册。

1991 年,吴蓬教授招收了第一位硕士研究生杨俊斌,1994 年,杨俊斌毕业论文通过答辩,论文题目是《我国新药研究开发的现状分析及对策探讨》。

二、苏怀德

苏怀德,1938 年 9 月 15 日生于四川省绵阳市安县,中共党员,教授,博士生导师。

苏怀德教授 1957 年就读于北京医学院药学系(现北京大学药学院的前身),1961 年毕业留校,被组织分配到药学系抗生素教研室工作,1966 年初调转从事药理学教学、科研工作,1983 年 8 月—1985 年 10 月在美国亚特兰大埃默里大学药理学系做访问学者。1988 年,北京医科大学成立生化药理研究室时,被学校任命为该室主任。

2000 年苏怀德教授成为我国首位药事管理学科博士生导师,并在沈阳药科大学药理专业下首次招收了第一位药事管理学博士生杨悦,其博士论文题目为《药事管理学研究方法论》。在他的精心指导下,杨悦顺利完成毕业论文,于 2004 年 12 月 22 日通过论文答辩,成为我国药事管理学科首位博士。

三、杨世民

杨世民,男,1956 年 2 月生,陕西商州人,中共党员,教授。1989 年,杨世民在《中国药事》杂志发表了题为《药事管理学应列为高等药学教育的必修专业课程》的文章,倡导在国内药学院校开设药事管理学课程;1994 年,在《中国药事》杂志上发表了《药事管理学教学探讨》一文。从 1989 年至今,共发表药事管理学教学研究论文 30 余篇,引领国内药事管理学课程的教学和学科发展,成为国内发表药事管理学教学改革研究论文最多、最系统的研究者。

杨世民教授主编出版了全国高等医药院校药学类规划教材《药事管理学》,国家执业药师资格考试教材《药事管理》《药事管理与法规》,普通高等教育"十一五"国家级规划教材《药事管理学》,卫生部规划教材《医院药事管理》和《中国药事法规》《药学概论》《中国药事管理学科发展 30 年》《中国执业药师资格制度 20 年》等 22 本教材、专著,参与编写、出版著作 30 余种,发表学术论文 160 余篇,获陕西省人民政府科学技术二等奖、陕西高等学校优秀教材一等奖及二等奖、全国高等医药院校药学类规划教材优秀教材二等奖、陕西省教育厅科技进步三等奖等奖励,2010 年被中国科学技术协会评为全国优秀科技工作者;主持的《药事管理学》课程 2007 年被评为陕西省精品课程;担任《中国药房》杂志、《中国药师》杂志常务编委,《中国药事》、《医药导报》、《亚洲社会药学》、《药学教育》、《中国执业药师》、《华西药学杂志》、《西安交通大学学报》(医学版)等 10 余种学术期刊的编委,《中国药学年鉴》副主编,《西北药学杂志》主编。

四、邵蓉

邵蓉,教授、社会与管理药学博士生导师。现任中国药科大学国家药物政策与医药产业经济研究中心执行副主任;江苏省教学名师,国家精品课程和江苏省精品课程《药事法规》课程负责人、江苏省重点专业——以药事管理为核心的工商管理类专业带头人、江苏省特色专业——药事管理专业学术带头人、江苏省品牌专业——药事管理专业学术带头人、江苏省青蓝工程科技创新团队带头人。

邵蓉教授从事药事管理政策与法规的教学,为本科生开设了中国药事法规、新生研讨课、药事法规概论;为硕士生开设了药事法规精解、药事法规实务;为博士生开设医药政策法规评述等课程,曾获江苏省教学成果一等奖、二等奖各一项,多次获校教学成果奖。

邵蓉教授主编、参编近 20 部教材、专著,其中主编的《中国药事法理论与实务》为国家"十一五""十二五"规划教材、江苏省立项精品教材和江苏省重点教材。兼任中国药学会理事、中国药学会药事管理专业委员会委员、江苏药学会常务理事、江苏药学会药事管理专业委员会主任委员等职。兼任《亚洲社会药学》杂志副主编,《中国药房》《中国药事》《中国新药杂志》《中国药物评价》《中国卫生政策研究》《中国化学工业杂志》《中国药科大学学报》《中国药师》《中国药物警戒》等杂志编委。

五、田侃

田侃,男,1964 年 12 月生,江苏扬州人,教授、博士生导师、执业律师,现任南京中医药大学经贸管理学院院长。1985 年毕业于南京中医学院中药系,1999 年获南京大学法学院经济法法学硕士学位。1985 年 8 月分配到南京中医学院工作至今,先后任助教、讲师、副教授、教研室主任、副院长、院长等。从事教学科研工作 30 年,目前兼任教育部高等学校医学人文学科教指委委员,卫生部国家医学考试中心医学人文专家委员会副主任委员兼卫生法规专业组副组长,国家中医药管理局立法法律顾问,国家中医药管理局伦理审查专家委员,中国卫生法学会常务理事,中国执业药师协会常务理事,中国药学会药事管理专业委员会委员,国家自然科学基金评议专家,中国药学会药事管理专业委员会副主任委员,世界中医药联合会伦理审查专业委员会常务理事,江苏省卫生法学会副会长,省政府食品安全专家,南京药学会药事管理专业委员会副主委,《医学与法律》《南京医科大学学报》《南京中医药大学学报》等学术刊物编委,南方医科大学、河南中医药大学客座教授,南京师范大学兼职研究员等。

田侃教授主编《医药法学》《药事管理与法规》《民商法概论》《药事管理学》《卫生法》等多部国家规划教材或行业规划教材。近期主编的《卫生法规》入选“新世纪全国高等中医药优秀教材”;独著的《中国药事法》获得“江苏省医学人文优秀成果奖”;《药事管理学》列入普通高等教育“十一五”国家级规划教材。发表论文 160 余篇。

六、其他知名学者

北京大学史录文教授,沈阳药科大学孙利华教授、杨悦教授,四川大学华西药学院蒋学华教授、胡明教授,中国药科大学丁锦希教授、陈永法教授、梁毅教授,海军军医大学储文功教授,西安交通大学冯变玲教授、方宇教授,华中科技大学龚时薇教授等都是目前国内药事管理领域具有一定影响力的研究者。

第二节　专业著作

　　从药事管理专业的具体涵盖领域来看,算得上专业著作的书籍有很多,但的确无法全面展示。虽然用一节来展示显得有些单薄,但是编者还是尽量从国外的美国、欧盟的个别代表作,国内药事管理学及药品知识产权领域代表作,还有该学科的研究思路和方法指导丛书三个方面遴选了几本著作。希望学生能够在主动学习下列著作的基础上,由点及面地扩大学习范围,动态获取更多专业著作中的知识,从而丰富和提高自己的专业能力。

一、《药事管理学》

　　《药事管理学》(第 6 版),杨世民主编,人民卫生出版社 2016 年出版,为全国高等学校药学专业本科第八轮规划教材,是在全国高等医药教材建设研究会组织下,根据药学专业培养目标,坚持"三基""五性""三特定"以及继承发扬的编写原则和思想,在第 5 版《药事管理学》教材的基础上编写修订的。该版教材进一步明确了课程的定位,依据课程任务、目标以及《国家执业药师资格考试大纲》设计教材内容,淡化学科意识,优化课程内容,增强了适用性和可读性以便于学生自学。

二、《药事管理与法规》

　　《药事管理与法规》(第 2 版),田侃主编,上海科学技术出版社 2019 年出版,已被列为普通高等教育中医药类"十二五"规划教材。本教材根据各大中医药院校教学实践经验,结合学科的最新发展趋势,以及近年来药事法律颁布、修订的情况编撰而成。全书分为两大部分:总论简要介绍药品监督管理、药师、药学服务与药学职业道德等相关概念，分论主要介绍药品注册管理、药品生产管理、药品流通与经营管理、医疗机构药事管理、特殊管理的药品、药品标识物与广告管理、药品知识产权、中药药事管理等内容。本书根据课程教学的要求，注重素质教育，增强互动性、启发性，体现法理、法律规定和案例的有机结合，将药事法律规范与药学实践相结合，夯实基础，注重培养学生学习能力、实践能力和创新能力。同时根据药事管理学领域出现的新问题、新情况、新知识，特别结合中医药学专业特点增删药事管理的相关内容，同时适当兼顾执业药师考试"药事管理与法规"大纲的要求编写，突出了教材的实用性。

教材特点主要集中在：

1. 加强药事管理与法学的有机结合

在以往的药事管理与法规各项教学内容的设计环节，更加侧重静态法律法规状态下的管理，注重对法律规范性文件的静态解析和阐述，理论性与实践性的结合效果不够。在本教材的编写过程中，编写队伍努力加强对法律规范性文件的动态研究运用，例如：引出药事法拓展的中医药传统知识保护，体现药事管理与知识产权法学的动态结合；引入药事纠纷章节，提高学生在法的运用和风险规避角度实现药事的有效管理。

2. 有效体现更多中药药事领域的管理

作为中医药院校共同参与编写的药事管理与法规教材，为了从中药的有效管理角度既拓展学生的视野，也把传统药事管理引入时注重西药的情况加以调整和完善，围绕中药整个生命周期各环节与化学药品的不同之处，以一条隐形的线条勾勒出中药药事管理脉络的有机组成。既满足了当前中医药管理上升为国家战略的客观需求，又能够体现中医药院校的固有特色，最重要的是能够为中药管理的规范化做好理论支撑。

3. 进一步优化药事管理与法规课程结构框架

之所以称之为优化，是因为：第一，尝试将《中华人民共和国药品管理法》与《药品管理法实施条例》的集中介绍，分散展示在相关各个章节的基础内容当中，避免相同内容在整本教材中的重复介绍；第二，有效拓展药事管理与法规课程的内容覆盖面，首次将中药传统知识保护作为中药管理章节的扩充,将药物经济学和药事纠纷纳入课程范围加以探讨和传授;第三,跟踪领域内最近进展,更新新修订的药品生产的 GMP、药品经营的 GSP、医药电子商务、基本药物制度、药品应急体系管理等新一轮医疗体制改革的最近进展和药监领域最新发布的文件。

4. 建设教材网络平台以实现师师互动、师生互动

药事管理相关教材建设基本以传统纸质教材为唯一形式,现虽有人卫第五版教材配套精品课程网站,但该网站更多的是信息发布、课程团队和内容展示,缺乏师师和师生之间的学习互动。本教材将着手设计紧扣教材内容的多功能课程网络学习和交流平台,编写教师及授课教师可通过平台实现课题研究研讨、课程教学信息共享,学生可以通过该平台提出问题,由教师进行解答,或者教师通过该平台布置拓展性题目,由学生通过文献查询等方式作答。该平台尤能弥补纸质教材内容更新迟滞的缺陷,如药事法律法规的修订内容,该平台可及时予以更新,同时能有效引导学生从被动接受转向主动参与,提高教学质量。对于新教材及其网络平台的使用,教材出版方将组织相应师资培训以提高本教材的使用效率。

以上工作能够充实课程内容,使其更为丰满;体现中药特色,使其更为鲜明;跟踪专业动态,使其更为及时;优化章节结构,使其更为精炼;结合实践前沿,使其更为合理,使互动学习过程中学生更加积极主动。

三、《管理研究方法论》

《管理研究方法论》(第 3 版),李怀祖主编,西安交通大学出版社 2017 年出版。西安交通大学李怀祖教授的《管理研究方法论》对自然科学、社会科学的属类进行梳理,从管理学科与自然科学、人文学科不同研究内容和方法出发,探讨管理研究与自然科学、社会科学研究的区别,总结出其区别主要在于研究对象和研究内容不同。基于这种不同引述了两种不同的研究方法:科学研究和思辨研究。科学研究是运用客观、实证和规范的研究方法获取知识的过程,研究对象要求具有可直接测量、重复出现和便于验证等特征,研究结果推崇精确性和有效性。思辨研究是研究者运用直觉判断和个人洞察力获取知识的过程,研究对象不易直接测量,研究过程难以清晰表达,研究结果不便于检验,主要靠切身体会。从研究问题涉及的对象特点

看,科学研究和思辨研究不可替代。但"研究方法论却钟情于科学研究,总是企图将研究工作纳入清晰的、可观测的、能重复进行的科学方法和科学研究的轨道"。科学研究方法据实说理性强,研究结果易于传递和解释,管理研究者倾向于科学研究方法。可是这并不排除和否定管理活动所处的社会文化背景和与之密切关联的人的主观价值。

作为管理研究对象的管理者和企业成员是生活在现实中的有各自价值观念、个性、偏好和情感的人。管理研究旨在发现、辨识和解决管理领域中烙有人的活动烙印的各种问题。所以,无论采用何种研究方法,对在不同的管理情景中带有人的主观倾向活动进行适当归类和处理都是不可回避的问题。文中作者提到管理研究面临两个难点,即管理者的形象思维和管理情景。第一,涉及管理者行为的,难以按照规范程序和科学方法证明存在的问题,单靠逻辑思维进行定量化描述和求证就勉为其难,而且管理现实中面临的此类问题不在少数。第二,管理系统总是在一定环境中运行,管理者与被管理者受不同时空环境下如政治、经济、法律、社会文化、行业竞争特点、组织结构、企业发展历史等因素的影响,其行为在多变的管理情景中趋同程度较低,导致管理系统复杂多变。要梳理、辨析各影响因素的关系和影响程度,不是设上几个变量、引证几个模型就可以讲清楚的,需要从全方位、多角度动态审视管理系统。如果只是为了给文章增加点"科学"的味道,便于求证而使复杂的管理系统归结为几个单薄的变量关系,这就有点削足适履、牵强附会了。作者注意到这种情况,继而给出管理研究性质的几点判断并对研究问题做了类型划分,以此说明不同性质的研究问题应采用不同的研究方法。事实上,管理系统尽管由性质不同的各部分构成,但各部分之间密切相连,研究某个实际问题不可能只涉及某个部分、层次,其难以单独摘出,往往牵一发而动全身。对于管理实证研究中遇到的假设部分难以落实到易于定量分析的操作变量层次,但为了研究清楚问题而又不能回避的情况,应如何处理,作者没有说明。这似乎又印证了前述的管理研究中面临的难点是实证研究方法本身难以剔除的痼疾。璧有微瑕,但瑕不掩瑜,恰恰说明了白璧的弥足珍贵。在国内有关管理研究方法论的书籍较少,实际管理研究缺乏脚踏实地精神的情况下,李怀祖教授所著的《管理研究方法论》给含混浮躁的研究学风下了一阵洗尘雨。

四、《美国药品申报与法规管理》

《美国药品申报与法规管理》,王建英主编,中国医药科技出版社 2005 年出版。本书系统介绍了美国医药管理体系的总体结构,并在各章按照重点做了较详细的论述,包括美国食品和药品管理局(FDA)近年的统计数据。各章又分别介绍了相关的 FDA 法规文件和参阅网站,附录则提供了原文(英文版)FDA 图表以协助有兴趣的读者进行深入了解。全书共分为 7 章,主要介绍美国医药法规管理的起源和发展,着重描述医药管理的三个重要里程碑,并对美国医药法规管理的组织结构和各层次颁布的法案、法规、政策和指导文件进行了解剖分析,还论述了临床研究的有关问题及其法规管理事项,包括申请临床试验(IND)的前期新药研发、非临床实验、临床研究申请程序和内容要求,以及 FDA 对临床研究的审批和管理制度。创新药的申报和审批主要采用 FDA 评审流程图形式表达,为读者提供一个易理解的创新药申报和评审轮廓概念。"仿制药"较详细地介绍了仿制药上市的具体要求,并以生动的竞争例子强调指出仿制药市场竞争与法规政策的紧密关联。"非处方药"介绍美国的特殊管理系统——"专论",不仅详细论述了非处方药上的各种途径,还比较了其利弊和难度。"药物档案"(DMF)介绍美国 DMF 管理体系,并对原料药 DMF 问题做了重点论述。"植物药"按照美国观点"中药是植物药的一部分"的逻辑排列,在法规管理上首先介绍了与植物药有关的保健品(饮食补充剂),然后介绍植物药上市审批政策,最后引入中药问题。在中药问题上解释了东西方概念的差异,以及利用中医优势和不拘一格的方式打破中药向世界发展的传统思维。

本书深入浅出,以生动的例子和清晰的图表协助读者理解美国医药法规管理制度,并提供法规渊源,使读者可以对感兴趣的问题顺藤摸瓜进行深入研究。因此,本书既可以作为医药领域工作者了解美国医药法规管理的专业科普读物,也可以作为初探医药法规事务(regulatory fairs)专业人员的参考工具书,更可以作为大专院校和咨询服务机构医药管理授课的辅助教材。

五、《制药业的真相》

《制药业的真相》(*The Truth About the Drug Companies*)由哈佛大学教授玛西亚·安吉尔撰写,美国兰登书屋出版(国内由北京师范大学出版社2006年引进出版)。作者根据其在医学杂志工作20余年的经历和调查数据,向普通大众展现了这个暴利行业的诸多惊人内幕。

名列《财富》500强的企业中的十大制药公司,他们的利润总和(359亿美元)竟然比其他490家企业的利润总和(337亿美元)还要多。这么一个暴利的行业,却是建立在越来越多的患者买不起药的事实上,制药公司从肩负"研发和生产有用药物"使命的机构蜕变为巨型的唯利是图的市场营销机器。

现代人吃下的药越来越多,这当中有多少又是在药厂和相关人员的暗示下,觉得"我有病"才吃下的不必要药物呢?用默克药厂的前执行官的话说,如果不能把药像口香糖一样卖给所有的人,"是一件耻辱"。因此,让大众就像每天吃口香糖一样每天服用药物似乎成了各大药厂的终极目标。

安吉尔博士在书中提出了一些重要的改革建议,包括重塑临床实验的公正性、切断制药公司与医药教育间的联系等。这本书以作者多年的研究为基础,对一个已经严重失控的行业提出了严厉控诉,对关乎民众健康的话题进行了深刻的探讨,该书的英文版在北美地区引起了轰动,接连登上了各大畅销书排行榜。

六、《欧盟药物警戒体系与法规》

《欧盟药物警戒体系与法规》,曹立亚、张承绪主编,中国医药科技出版社2006年出版。本书对法国、英国等欧盟国家的药物警戒体系进行了详尽的描述,并对各国体系之间的异同点进行了对比;同时提供了英国、瑞典、西班牙等国家的法律法规的译文。相信此书将有助于读者充分了解欧盟国家药物警戒体系建设的发展历程和体系建设的概况、机构设置、工作职能、工作流程以及对卫生专业人员、制药企业的要求等,进而为完善我国药物警戒的法律法规提供借鉴,为规划我国药品不良反应体系建设提供参考。同时,也将为研究我国ADR监测事业的广大专业人员扩大视野、丰富知识、汲取经验提供帮助。

七、《医药专利保护典型案例评析》

《医药专利保护典型案例评析》,张清奎主编,知识产权出版社 2012 年 10 月第一版。本书在介绍医药专利保护的基本知识后,通过专利复审及无效、专利侵权纠纷审理等方面的典型案例,介绍和反映医药专利保护的相关知识和技巧,从而使读者能够从中获得一些有益的启示,由此协助提高医药行业和企业医药专利保护的综合能力。与当前市场上出版发行的多数案例汇编类书籍不同的是,《医药专利保护典型案例评析》关注的重点不是案例本身,而是通过这些案例介绍和反映医药专利保护的相关知识和技巧。

第三节 专业名刊

因为药事管理学科作为交叉学科兴起历史较短,该领域的著名期刊总的数量偏少。专门针对药事管理领域的期刊更是少之又少。本书所收集的以下期刊,规格层次各不相同,但是在药事管理领域都有相对专业的历史发展过程,也是师生们进行专业思想交流、碰撞的舞台,希望能够看到这些期刊与专业师生更好地融合。

一、《中国药事》杂志

《中国药事》杂志是 1987 年 12 月 10 日卫生部决定创办的,是我国第一个药事管理方面的学术期刊,是由国家新闻出版总署批准,国家药品监督管理局主管,中国食品药品检定研究院(原中国药品生物制品检定所)主办的国内外公开发行的学术期刊,是国家科技部中国科技论文统计源期刊、中国科学引文数据库来源期刊、美国《化学文摘》(CA)收录期刊。

《中国药事》主要业务范围是研究药事管理理论,交流药事管理经验,培养药事管理人才。主要报道国内外医药卫生政策研究、工作实践、法规制度。报道内容涉及药品研发管理、药品生产质量管理、药品质控方法技术、药品市场流通管理、药品安全监管、临床合理用药管理、药事管理制度研究以及药事管理学科建设等，主要栏目有"监督管理""理论探讨""工作研究""药品检验""药品质量""研究进展""临床药学""药物与临床""GMP 专论""药学教育""国外药事""药物不良反应""合理用药""医院药剂科管理""论著"等。

二、《中国新药杂志》

《中国新药杂志》是由国家药品监督管理局主管，中国医药科技出版社、中国医药集团总公司和中国药学会共同主办的药学类学术期刊，1992 年创刊，现为半月刊。目前杂志已经成为全国中文核心期刊、中国科技核心期刊、中国科学引文数据库来源期刊、中国药学会系列期刊。

该刊以我国自主创制的新药为重点，跟踪世界新药研发前沿，报道我国新药开发研究与应用最新成果，宣传新药政策法规和审评技术，传播化学药、中药、生物医药领域新进展，介绍世界上市新药，是我国新药创制与临床应用领域国内外学术交流的重要平台，目前辟有"世界新药之窗""重大新药创制专项巡礼""新药研发论坛""新药申报与审评技术""生物医药前沿""新药述评""综述""临床研究""实验研究""药物安全与合理应用"等栏目。杂志兼具权威性、前沿性、学术性、创新性、时效性、实用性的特点，深受广大医药工作者喜爱，读者已遍布 30 多个国家和地区，在医院、高校、研发机构、制药企业、药监部门等拥有广泛读者。

三、《中国药房》杂志

《中国药房》杂志是国家卫生健康委员会主管、中国医院协会和重庆大学附属肿瘤医院联合主办的国家级、国内外公开发行的药学综合类学术刊物。读者对象主要为在医院药学部（药剂科）工作的各级各类专业技术人员，以及药品研制、生产、经营、临床应用及监督管理人员。自 1990 年 1 月创刊以来，《中国药房》杂志始终秉承"创中国刊业名牌，为医药卫生导航"的办刊宗旨，在全国各级各类医院、医药高等院校、医药研究院（所）等都拥有稳定的作者和读者队伍。

《中国药房》杂志目前为半月刊，每月 15、30 日出版（2021 年 2 月的下半月刊于 28 日出版）。主要栏目包括"医药热点"（包括专家论坛、当前医药前沿、重点理论选题、指南/共识及解读等）、"药事管理"（包括医药卫生政策、医院药房管理、市场分析及招投标、社会药房、执业药师等）、"药学研究"（包括基础研究、制剂与工艺、药物分析与检定、中药与民族药等）、"药物经济学"（包括经济学研究、医保相关研究等）、"药物与临床"（包括用药观察、精准治疗、血药浓度监测、临床药理、不良反应等）、"循证药学"（包括临床用药系统评价、循证研究等）、"药师与药学服务"（包括用药数据分析、处方点评、用药监护、社区药学等）、"综述"等。

《中国药房》杂志目前系中文核心期刊、中国科技核心期刊、中国科技论文统计源期刊、中国期刊方阵双效期刊、RCCSE 中国核心学术期刊，于 2009—2014 年期间多次被列入中国科学引文数据库来源期刊（CSCD）等国内外重要数据库；先后数次获得原卫生部和重庆市优秀期刊评比一等奖、第一届国家卫生计生委优秀期刊奖、第一届重庆市政府出版奖、第三届国家期刊奖，以及"2018 年中国最美医药卫生期刊""纪念新中国成立 70 周年重庆市品牌期刊""2020 年重庆市最美期刊"等众多荣誉称号。

四、《中国药学杂志》

《中国药学杂志》是中国科学技术协会主管、中国药学会主办的国内外公开发行的综合性药学学术期刊，前身为《药学通报》，在合并了中国药学会北京分会主办的《北华药讯》、济南分会主办的《药学学习》和南京分会主办的《南京药讯》的基础上，于 1953 年 1 月在北京创刊，是新中国成立后我国第一本药学领域专业性学术期刊，是一本反映我国药学各学科进展和动态的专业性学术期刊，以高、中级药学工作者及其他医药卫生人员为读者对象。本刊内容涵盖药学各学科，如药剂学、临床药学、药理学、药品检验学、药物化学、生化药学、中药学、天然药物学等，辟有"专家笔谈""综述""论著""知识介绍""药物与临床""新药评述""药学史""药学人物""药事管理""学术讨论""科研简报""科技园地"等栏目。本刊连续三届荣获国家期刊奖，并入选中国期刊方阵的"双高"期刊。本刊为中国科技论文统计源期刊（中国科技核心期刊）、《中文核心期刊要目总览》药学类核心期刊，并被美国《化学文摘》（CA）、《荷兰医学文摘》（EMBASE）、美国《国际药学文摘》（IPA）等国际重要检索系统收录。连续获得国家科委、中宣部、原新闻出版署共同主办的第一、二届全国优秀科技期刊评比一等奖,原新闻出版署和国家科委联合主办的首届国家期刊奖,原新闻出版署主办的第二届国家期刊奖及中国科协第一、二、三届优秀科技期刊一等奖。2006 年、2007 年入选"中国科协精品科技期刊工程项目"资助期刊。1997 年起被收入中国学术期刊光盘版,1998 年起被收入 Chinainfo 网络版。现为半月刊。

五、《医药导报》杂志

《医药导报》杂志是由中国药理学会、华中科技大学同济医学院附属同济医院、中国医药商业协会等联合主办的药学类专业学术期刊,1982 年创刊。目前是国家科技部中国科技信息研究所评定的中国科技论文统计源期刊(中国科技核心期刊)、北京大学图书馆《中文核心期刊要目总览》收录的中文核心期刊,被美国《化学文摘》(CA)、美国《国际药学文摘》(IPA)、俄罗斯《文摘杂志》(AJ)和波兰《哥白尼索引》(IC)等国外文摘类杂志收录。此外还被万方数据库、中国学术期刊网络出版总库等国内多家大型检索数据库收录。《医药导报》建立了由 160 余位具有医学、药学、药事管理学等学科背景的专家、教授组成的编委会。

六、《中国现代应用药学》杂志

《中国现代应用药学》杂志创刊于 1984 年,是由中国科协主管,中国药学会主办,国内外公开发行的国家级综合性药学科技期刊。本刊为中国科技论文统计源期刊(中国科技核心期刊),并被中国科学引文数据库(CSCD)、美国《国际药学文摘》(IPA)、美国《化学文摘》(CA)等国际重要检索系统收录。读者、作者来源广泛,包括医院、药检部门、生产企业、学术和科研单位以及管理部门等各类医药卫生系统的单位。栏目涵盖面广,设有"专家论点""论著""综述""药事管理""临床""药物警戒"等栏目,其中,"论著"栏目包含药理、中药与天然药、药剂、药物化学、药物分析与检验、医院药学等相关内容。

该刊能全方位多角度地反映国内药学领域的最新进展,是国内广大医药工作者发表科研成果、交流信息、更新知识的重要学术平台,也是发布药品及相关领域产品广告的重点专业期刊媒体。目前机构用户达 2 693 个,国际个人读者分布在 31 个国家和地区。

七、其他

其他杂志如《中国医药工业杂志》《中国中药杂志》《时珍国医国药》《中国药业》《中国药师》《药学教育》《亚洲社会药学》《上海医药》以及各类医药院校学报自然科学版等,对药事管理学科的学术交流和科研工作起了很大的推动作用。

第四节 专业相关网站介绍

一、丁香园论坛

2002 年 5 月,丁香园论坛正式成立,是生物医药学网站中最响亮的名字。生命科学专业建设,纯学术的交流被确立为丁香园的灵魂。教育与继续教育、自由的专业交流、知识和资源共享平台。

丁香园拥有超过 278 万专业会员,产品包括丁香人才网、丁香通、丁香客、用药助手、丁香医生、PubMed 中文网、调查派、丁香会议等。丁香园一直坚持创立之初就立下的"独立、非营利、纯学术"的专业自由交流平台理念。校园里的医药类老师和学生们都可以通过丁香园分享、学习、提高。

丁香园——医学药学生命科学专业网站(http://www.dxy.cn/)。

二、超星数字图书、视频

超星学术视频是由北京世纪超星公司主办的提供由超星公司独立拍摄制作的学术视频的网站,目前囊括了哲学、宗教、社会学、政治、文化科学、文学、艺术、历史等系列,共 80 000 余部学术专辑。分别由 5 410 位国内外名师主讲,形式包括课堂教学系列、专题讲座系列及大师系列。每个系列的选题和授课名师均由专业的学术委员会精心策划并挑选,有力地保障了所有讲座的权威性、学术性和前沿性。

超星学术视频数据库具有以下特点:超星学术视频库中所有报告片都由超星自主拍摄,自主版权;所有学术视频都针对教学研究,由专家专门设计报告内容,凝结了专家的研究精髓;视频形式为面对面授课,充分发挥了网络教学的优势;插图、提纲、文字配合,知识点一手掌握,提供字幕检索、字幕下载等多种学习手段;专用视频数据库平台,管理播放一体,简单方便。

超星学术视频-百家讲坛_名师讲座_教育视频_学术搜索——全球最大中文学术视频库(http://video.chaoxing.com/)。

三、"爱课程"网

"爱课程"网是教育部、财政部"十二五"期间启动实施的"高等学校本科教学质量与教学改革工程"支持建设的高等教育课程资源共享平台。

本网站集中展示"中国大学视频公开课"和"中国大学资源共享课",并对课程资源进行运行、更新、维护和管理。网站利用现代信息技术和网络技术,面向高校师生和社会大众,提供优质教育资源共享和个性化教学资源服务,具有资源浏览、搜索、重组、评价、课程包导入导出、发布、互动参与等功能,"教""学"兼备。

本网站是高等教育优质教学资源的汇聚平台、优质资源服务的网络平台、教学资源可持续建设和运营平台。网站致力于推动优质课程资源的广泛传播和共享,深化本科教育教学改革,提高高等教育质量,推动高等教育开放,并在一定程度上满足人民群众日趋强烈的学习需求,促进学习型社会建设。

资源共享课——爱课程(http://www.icourses.cn/mooc/)。

四、国家药品监督管理局官方网站

根据2018年3月21日发布的《深化党和国家机构改革方案》,国务院将原国家工商行政管理总局的职责、原国家质量监督检验检疫总局的职责、原国家食品药品监督管理总局的职责、国家发展和改革委员会的价格监督检查与反垄断执法职责、商务部的经营者集中反垄断执法职责以及国务院反垄断委员会办公室的职责等整合,组建国家市场监督管理总局,作为国务院直属机构。

不再保留国家工商行政管理总局、国家质量监督检验检疫总局、国家食品药品监督管理总局。

组建国家药品监督管理局,由国家市场监督管理总局管理,主要职责是负责药品、化妆品、医疗器械的注册并实施监督管理。同年,国家药品监督管理局的官网也同步进行了更名,一律改成国家药品监督管理局(National Medical Products Administration),英文简称由"CFDA"变成"NMPA"。

国家药品监督管理局(https://www.nmpa.gov.cn/)。

五、食品药品化妆品法规网

收载中国现行用于规范食品、药品、医疗器械和化妆品的法律、法规、司法解释、部门规章和规范性文件。

食品药品化妆品法规网——关于食品、药品、医疗器械和化妆品的法律法规数据库(http://law.pharmnet.com.cn/)。

六、其他

其他网站有国家卫生健康委员会、国家中医药管理局、国家医疗保障局等其他药品监管部门,以及各省级药品监督管理部门的官方网站,还包括MOOC 大学、米内网、医药地理、Insight 数据库等学习与数据平台。

参考文献

[1] 杨世民.药事管理学[M].6 版.北京:人民卫生出版社,2016.

[2] 田侃.药事管理与法规[M].2 版.上海:上海科技出版社,2019.

[3] 李怀祖.管理研究方法论[M].3 版.西安:西安交通大学出版社,2017.

[4] 王建英.美国药品申报与法规管理[M].北京:中国医药科技出版社,2005.

[5] 玛西亚·安吉尔.制药业的真相[M].北京:北京师范大学出版社,2006.

[6] 曹立亚.欧盟药物警戒体系与法规[M].北京:中国医药科技出版社,2006.

[7] 张清奎.医药专利保护典型案例评析[M].北京:知识产权出版社,2012.

>>>>>> 附录：

本专业部分关键词举例

1. 监管

法规分析研究

国内外监管体制

国家基本药物制度

药品集中采购

国家药品储备制度

罕见病用药、孤儿药管理与促进

假劣药品法律责任承担案例分析

执业药师管理

药品不良反应监测和报告

药品质量风险管理

2. 研制

药品注册管理

药品注册分类（国内外化学药品注册分类对比）

中药注册管理（中药注册规范研究）

GLP

GCP

罕见病用药研究

药品技术转让(新药技术转让和药品生产技术转让)

国内外药品注册法规对比

3. 生产

药品生产企业管理

国内药品生产企业发展趋势分析

当前国内领先的医药工业企业(包括中药老字号)主要发展路径回顾性研究

生产企业参与新药研究问题

4. 经营

医药销售人员准入控制管理

新修订的 GSP 研究

药品冷链物流技术问题

药品储存与养护

药品配送问题

网上药店

药品电子商务

药品经营企业规模化问题

5. 使用

临床药学

药学服务

医疗机构制剂

药物临床试验管理

药品零差率管理

电子处方

6. 药品信息

药品广告管理

药品标签管理

药品包装管理

相似包装标签的规范管理

7. 药品知识产权

药监部门审批新药与专利管理部门的专利链接问题

中药知识产权保护的形式